# MASAJE

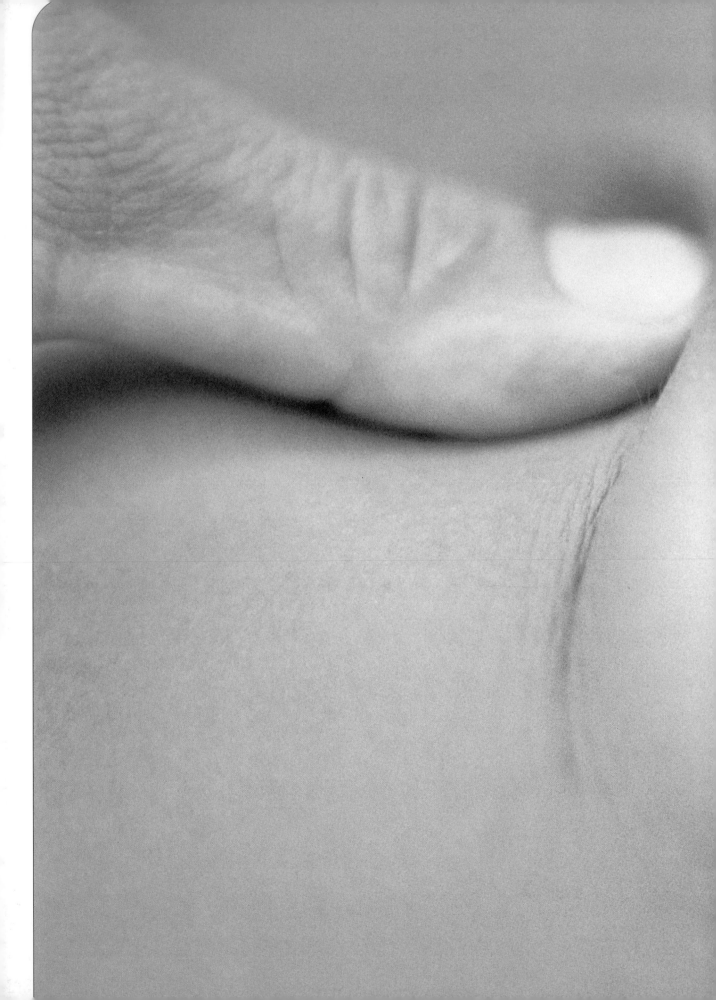

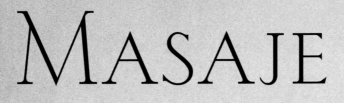

# MASAJE

BERNIE ROWEN

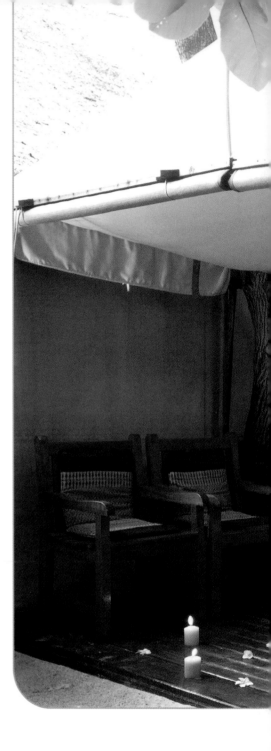

Traducido por: Traducciones Maremagnum MTM

ISBN: 84-9764-140-X

Primera publicación en España por:

C/ Primavera, 35 - Polígono Industrial El Malvar

28500 Arganda del Rey, MADRID - ESPAÑA

E-mail: edimat@edimat.es

http//www.edimat.es

Publicado en UK por New Holland Published (UK) Ltd

Impreso y encuadernado en Singapur por Craft Print International Ldt

## DEDICACIÓN
## DE LA AUTORA
Dedico este libro a mi marido,
Ted, y a mis hijos, Brendon,
Daryn y Natali.

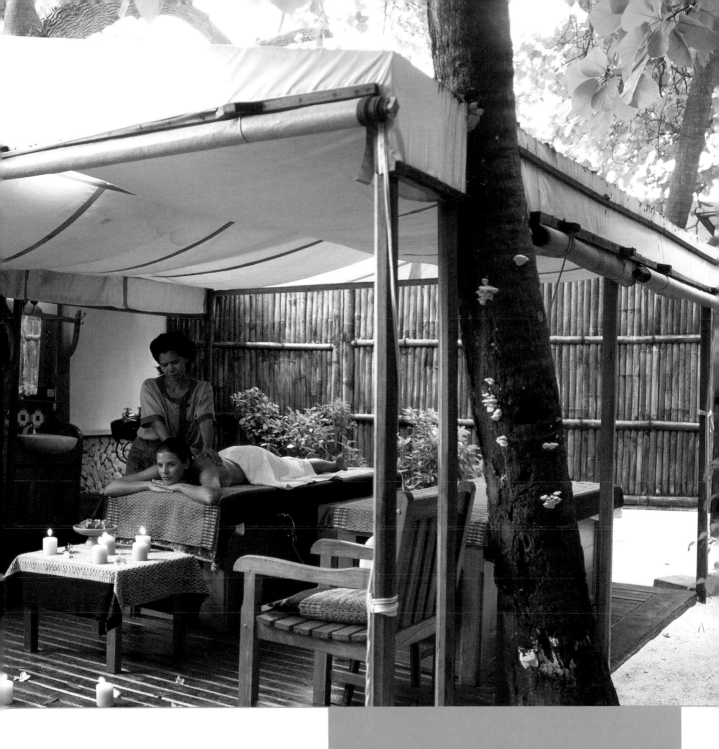

## ACLARACIÓN

El autor y los editores han realizado un gran esfuerzo para asegurar que la información incluida en este libro sea precisa al cierre de la edición, y no asumen la responsabilidad de cualquier daño o inconveniencia que sufra cualquier persona usando este libro o siguiendo el consejo aquí mencionado.

## AGRADECIMIENTOS:

Mi sincero agradecimiento a Hilda, por ponerme en contacto con Ingrid Corbett, la editora, con la que ha sido un placer trabajar; a Geraldine, por sus ideas sobre el diseño del libro; a Sandi, de Serendipity Quintessentials, por el préstamo de las fotografías; a Bubbles y Wendel, por proporcionarme un retiro tranquilo, y a Heather por hacer que mis manos permanecieran sobre el teclado.

# CONTENIDOS

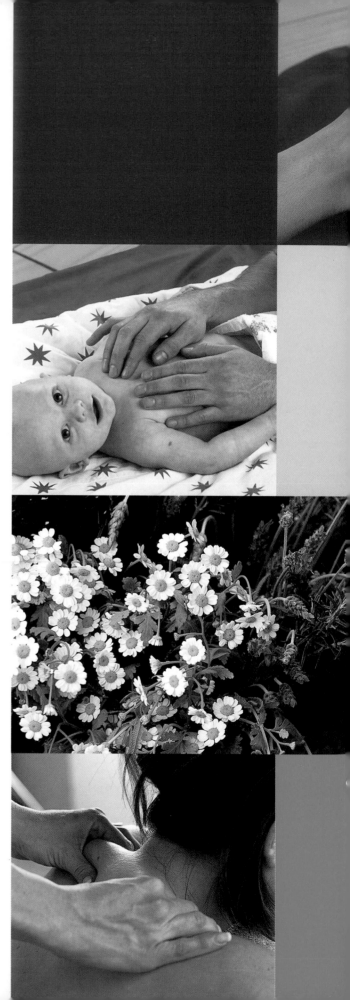

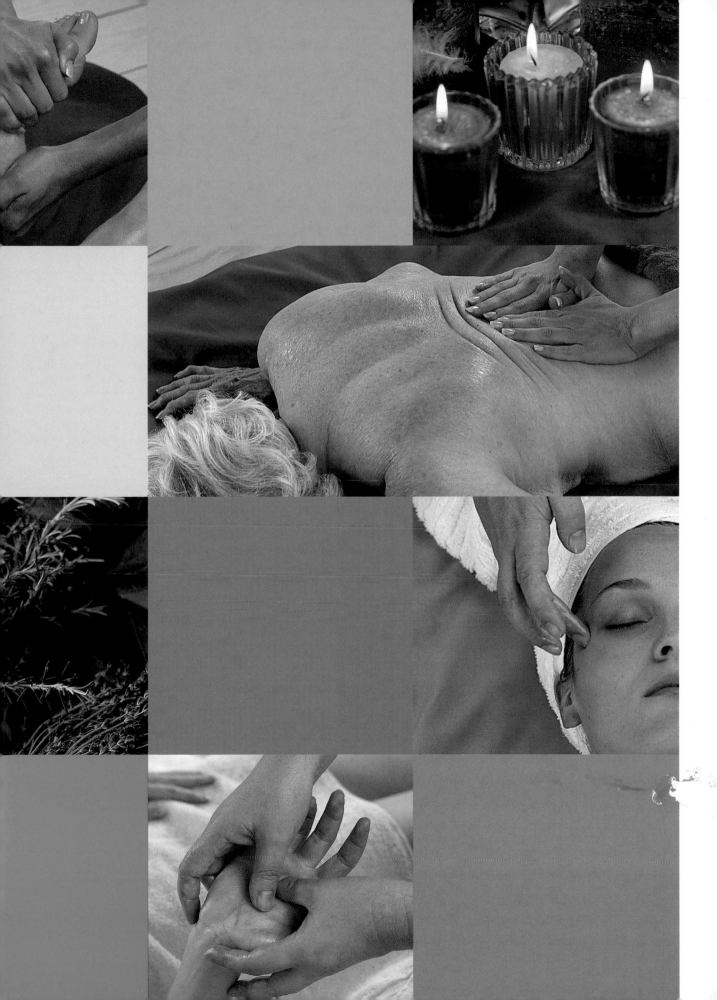

# Introducción

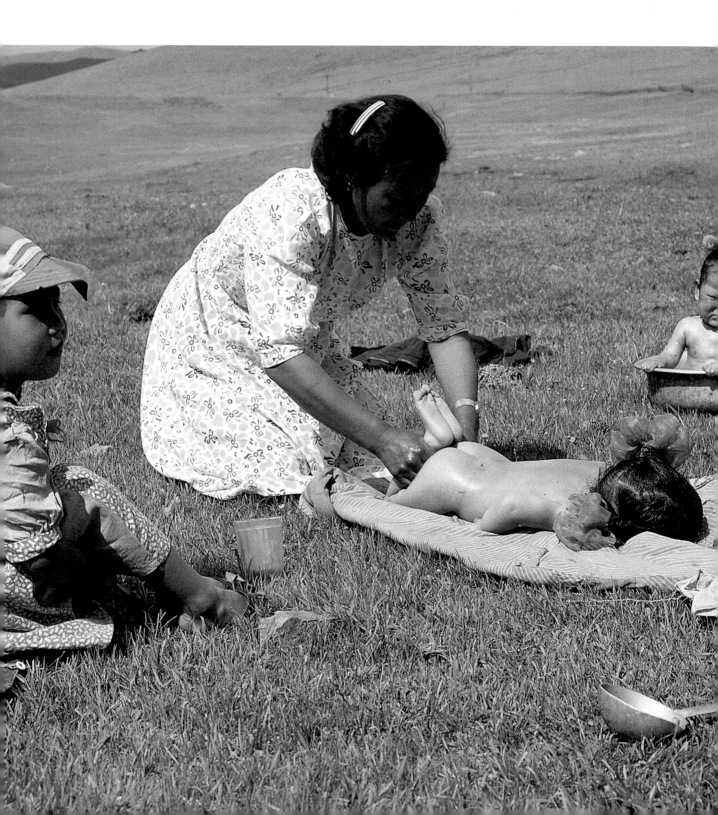

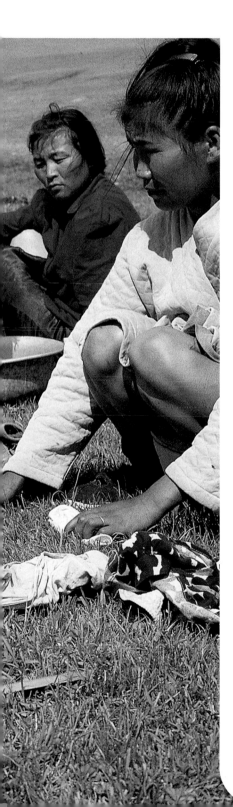

TODOS NOS HEMOS *dado un golpe en la rodilla alguna vez. ¿Cuál es nuestra reacción?: frotarla para aliviar el dolor y así sentirnos mejor. El masaje es la forma más natural de curación que muchos de nosotros experimentamos a diario casi sin darnos cuenta. Puede que ni siquiera utilicemos la palabra "masaje" para describirla. Si le duelen los hombros, puede pedir a un amigo que se los frote; si le duelen los pies, puede quitarse los zapatos y mover los dedos. ¿Y qué padre no ha tenido que "frotar" cuando un pequeño se hace daño?*

*A medida que nos volvemos más autosuficientes e independientes, el contacto humano se vuelve más difícil y se acaba formalizando. El masaje es sumamente educativo y proporciona los medios para romper las barreras que hemos erigido a nuestro alrededor. Nos concede la oportunidad de reestablecer el contacto humano natural y beneficiarnos de un sentido de relajación y bienestar.*

*En tierras orientales no es extraño ver a una muchacha masajeando los hombros de su viejo padre en una superficie plana, ya que en muchos países el masaje se entiende no sólo como una técnica muy beneficiosa sino también como una forma de vida. A menudo no hay escuelas especializadas o instituciones que enseñen a hacer masajes en estos lugares, de modo que el arte se pasa de generación en generación de forma oral o por medio de dibujos y diagramas.*

*Este libro le enseña a hacer masajes utilizando métodos sencillos pero efectivos y a descubrir y entender un método de masajes que es a la vez útil y placentero. En él se incluyen unas secuencias que serán de máximo beneficio para su pareja y podrá concentrarse en una sección concreta, como el masaje de espalda, y cómo aplicárselo a usted mismo. No tiene que ser un masajista profesional para disfrutar de los beneficios del masaje utilizando estos métodos en casa, como tampoco tiene que comprar un equipo costoso. Con sólo utilizar las manos podrá hacer maravillas.*

*Izquierda:* **En Oriente el masaje es una forma de vida: estas mujeres de Mongolia masajean a sus hijos como parte de la rutina diaria.**

EN EL SIGLO V *a.C. Hipócrates, padre de la medicina, escribió: "El médico debe tener experiencia en muchos ámbitos, pero sobre todo en friegas... porque una friega puede unir una articulación que está muy suelta y soltar una articulación que está demasiado rígida."*

*Aunque en la actualidad hay muchos médicos expertos en el arte de la curación de articulaciones y tratamientos terapéuticos, el individuo también puede practicar el masaje. Las dolencias graves deben ser controladas por un profesional, pero si entiende los conceptos básicos de la anatomía humana y tiene la voluntad de aprender una secuencia de masajes efectiva podrá aliviar el estrés o la tensión de su pareja o un amigo en la comodidad de su casa.*

*Derecha:* **El antiguo arte del masaje terapéutico consiste en gozar de una práctica muy en auge en nuestros días a medida que los individuos se conciencian del poder curativo del tacto.**

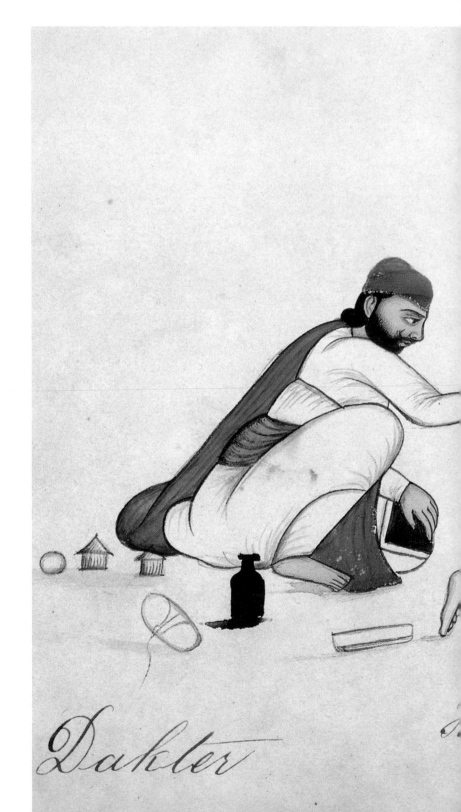

*Dakter*

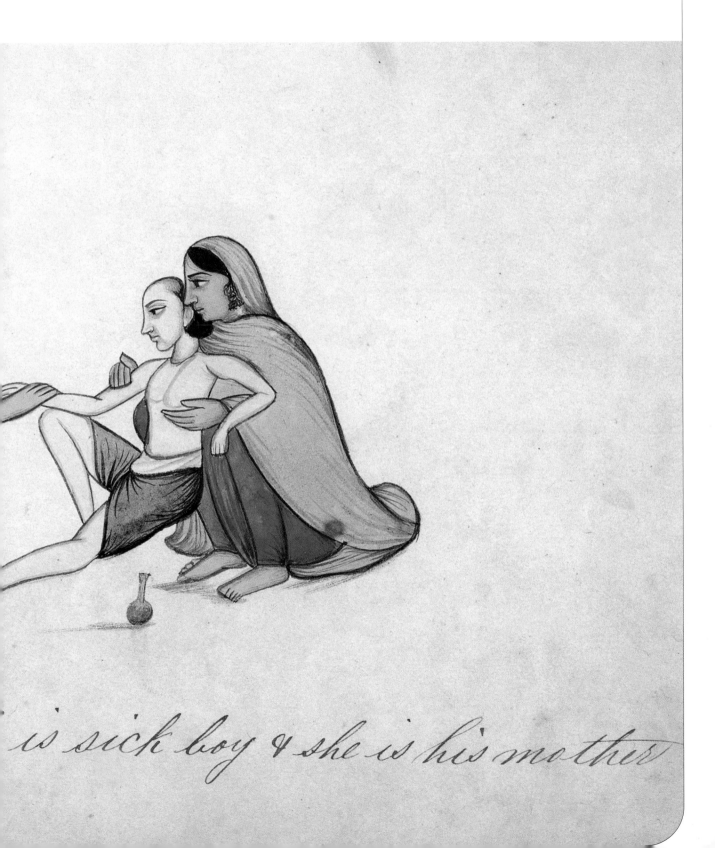

is sick boy & she is his mother

# La Historia del Masaje Terapéutico

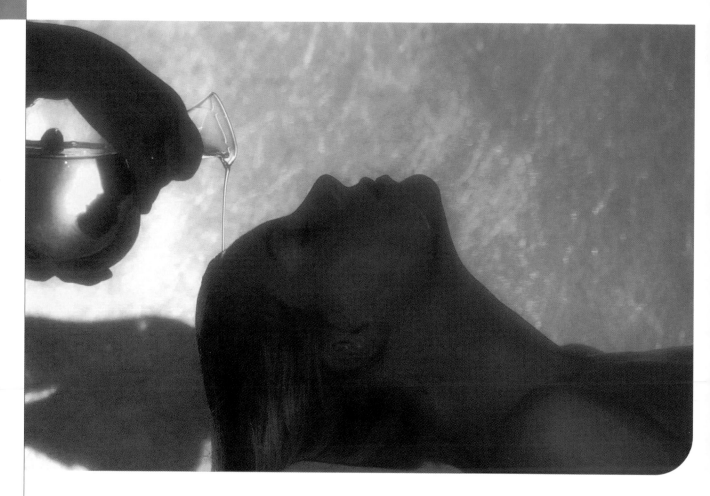

La curación por contacto se viene practicando desde que el primer hombre pisó el planeta. Hace 5.000 años ya se instruía en el uso del masaje como herramienta curativa en muchos países. En Saqqara, Egipto, la tradición se hace evidente a través de las pinturas que hay en algunas de las antiguas tumbas. Una pintura que data del 2330 a.C. muestra a unos sirvientes masajeando los pies de un faraón. En las antiguas Grecia y Roma los médicos confiaban plenamente en el masaje para tratar y aliviar el dolor. Julio César, que padecía neuralgia como consecuencia de su epilepsia, recibió tratamiento para sus fuertes dolores de cabeza a través del masaje.

En China el método del masaje que se conoce como *Tui na* se utilizó en 2000 a.C. durante la dinastía del emperador Amarillo. Más adelante siguió desarrollándose junto al antiguo arte de la acupuntura. La historia de la Ayurveda, el antiguo sistema medicinal tradicional hindú que utiliza el masaje de forma extensiva como parte del tratamiento, se conoce desde hace más de 5.000 años.

*Arriba:* En el masaje de la Ayurveda, que a veces forma parte de una limpieza rutinaria, los aceites que se utilizan se aplican con varias hierbas. Un método de aplicación es derramar los aceites sobre el cuerpo antes o durante la frotación.

Entre el 980 y el 1037 d.C. el filósofo y médico árabe Avicena (Abu Ali ibn Sina) creó un archivo muy valioso de plantas medicinales relacionadas con la manipulación y el masaje. También fue uno de los pioneros en la producción de aceites de esencias por destilación.

Durante la Edad Media (entre los siglos V y XI) en Europa el clero y el estado impidieron el desarrollo en muchos campos, incluyendo la medicina, y se guardaron numerosos archivos de forma clandestina. Había una escasez general de información y, en particular, los archivos relativos al masaje eran limitados, ya que los "asuntos de la carne" se consideraban tabú. En el siglo XVIII la cirugía y la medicina alopática tuvieron una gran popularidad a la que siguió el desarrollo de la manufactura de drogas sintéticas.

Esto a su vez condujo a una situación en que el público y los médicos, en particular, se volvieron cada vez más críticos con los métodos naturales de la curación, como la herbología, el masaje, la reflexología y otras populares prácticas terapéuticas alternativas que se conocen hoy en día.

El masaje empezó a recuperar adeptos cuando Per Hendrik Ling abrió el Instituto Central de Gimnasia en Estocolmo en 1813. Ling utilizó sus conocimientos sobre gimnasia, anatomía y fisiología, junto con los de los sistemas chinos, griegos y egipcios, para desarrollar lo que hoy se conoce como "masaje sueco". Se iniciaron una serie de cursos y, de hecho, se convirtió en el primer método moderno homologado de enseñanza de la técnica del masaje.

Más recientemente, en el mundo occidental han proliferado escuelas de masaje donde se enseñan diferentes tipos de masaje. Es interesante advertir que en Oriente hay muy pocas instituciones que tengan una enseñanza reglada del masaje en sí, porque el masaje se ofrece normalmente como parte de un curso que trata sobre la medicina y la terapia holísticas. En China hay instalaciones donde se enseña de forma tradicional el masaje especialmente diseñado para mujeres ciegas. Éstas practican las caricias del masaje y los ejercicios con los dedos en bolsas de arroz para fortalecerse las manos, un verdadero desafío, ya que requiere mucho tiempo y fuerza de voluntad, por no mencionar el esfuerzo físico que se necesita para convertir el arroz en polvo.

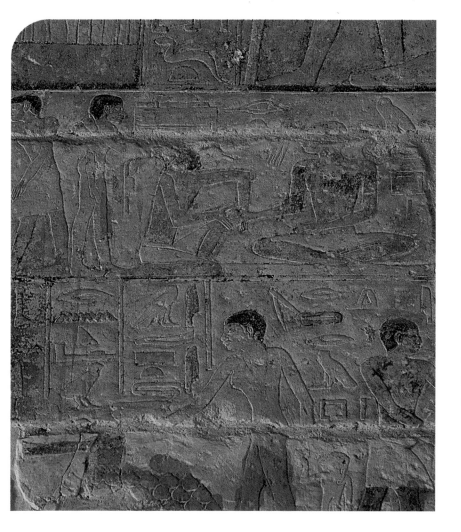

*Izquierda:* **Estos jeroglíficos de Saqqara, Egipto, datan del período faraónico (2345-2181 a.C.) y muestran a un masajista tratando la mano de un cliente.**

# ¿Por qué el Masaje?

Como el tacto es tan natural no necesitamos llevar a cabo cursos formales para poder dar un masaje efectivo a alguien. Experimentamos un mundo entero a través del tacto y el masaje sólo es otro aspecto de esta experiencia, aunque a veces más intenso.

Podemos distinguir varias texturas sólo con el tacto. Ahora imagine que tiene una roca áspera en la mano derecha y piense en lo que sentiría. Probablemente imaginará que es dura, fría y muy sólida, y seguramente no se le pasaría por la cabeza

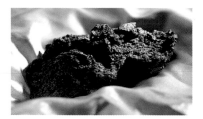

estirarse o dormir sobre ella. A modo de contraste, imagine ahora un trozo de seda –suave, flexible, deslizante y fresca– e inmediatamente evocará pensamientos de comodidad, tal vez incluso de sábanas de camas lujosas. Así empezamos a entender cómo nuestra habilidad para sentir nos ayuda a recoger información.

¿Alguna vez ha puesto las manos en los hombros de alguien y ha notado si estaban tensos o relajados? A veces se siente de inmediato un bulto de músculos contraídos que indican tensión o estrés y a menudo se puede intuir si la persona tiene dolores e incluso si los músculos están calientes o fríos. Cuando tenemos frío a menudo nos frotamos las manos. De esta manera, aumentamos la circulación sanguínea de la zona y al hacerlo subimos también la temperatura.

Este tacto terapéutico tiene un efecto beneficioso en el cuerpo humano y, de hecho, hace muchos años se demostró que la energía procedente de los cuidados es transferible. Durante la Segunda Guerra Mundial en los hospitales se llevó a cabo una serie de experimentos con niños que estaban sometidos a tratamientos por diversas dolencias y se descubrió que los niños a los que se cogía en brazos y se les acariciaba ganaban peso más fácilmente que los demás. También su salud mejoraba con más rapidez que los que se dejaban en las cunas.

*Arriba:* **Una investigación llevada a cabo durante la Segunda Guerra Mundial ha demostrado que el tacto humano puede tener un efecto terapéutico en los niños.**

# El Masaje Ayuda a Disminuir el Estrés

En ingeniería se define el estrés como "la deformación o el cambio causado en un cuerpo por las fuerzas internas que operan en él". La misma definición se puede aplicar a los humanos. Los seres humanos son como cintas elásticas en el sentido de que se pueden estirar hasta cierto punto antes de romperse. La cantidad de estrés que podemos soportar antes de rompernos es nuestro límite de estrés.

Una pequeña cantidad de estrés es buena para nosotros y produce adrenalina, que ayuda al cuerpo a soportar situaciones de emergencia. Cuando el hombre primitivo vivía en cuevas estaba continuamente a merced del peligro, expuesto a los elementos y obligado a sobrevivir cazando animales salvajes, que a menudo eran grandes y peligrosos. Debido a las circunstancias padecía estrés y siempre se enfrentaba a la misma pregunta: ¿irse o quedarse? Como resultado de esta situación el cuerpo humano creó sus propios mecanismos contra el estrés. Puede que las causas de nuestro estrés sean diferentes a las de nuestros antepasados, pero nos acompañan en todo momento. En épocas de frustración, tanto si vamos conduciendo a la oficina en hora punta como si corremos para recoger a los niños de la escuela, nuestro cuerpo se prepara para lo que podría ocurrir; es decir, las funciones cerebrales se ponen en **guardia** y los mensajeros químicos conocidos como hormonas ordenan al cuerpo que altere algunos de nuestros sistemas operativos. Éstos son los siguientes:

- El sistema nervioso voluntario, que es el sistema consciente y el que controla las acciones voluntarias, tales como caminar, recoger cosas o sostener un libro.
- El sistema nervioso involuntario o autónomo, que es el que controla las funciones corporales que no requieren un pensamiento consciente, tales como respirar.

Aunque la amenaza a nuestras vidas suele ser imaginaria, el cuerpo no diferencia entre la imaginación y la realidad de la situación.

¿Cómo funciona la memoria con respecto al estrés? En cierto modo, las fibras musculares pueden considerarse como bancos memorísticos del cuerpo cuando nos referimos al estrés. Todas las

## El Cuerpo Responde al Estrés de la Siguiente Manera:

- Aumentando el ritmo de respiración.
- Espesando la sangre para que, en caso de que nos cortemos, nos muerdan o nos hagamos alguna herida, el mecanismo de coagulación sea más efectivo.
- Haciendo más lenta la digestión mientras el cuerpo distribuye la energía donde es más necesaria.
- Aumentando la producción de adrenalina que, a su vez, hace que el corazón lata más rápido.
- Aumentando la presión sanguínea.
- Aumentando el metabolismo de glucosa y proporcionándonos energía inmediata.

membranas del cuerpo humano parecen tener una memoria inconsciente que a veces se altera y provoca una respuesta familiar. Si experimentamos una situación estresante tenemos la sensación de que experimentamos este estrés físicamente. Los músculos tensos de los hombros son el resultado de un exceso de estrés. El sentimiento de vacío en el fondo del estómago es el resultado del temor que, a su vez, provoca estrés. Con frecuencia tenemos que "hacernos los fuertes" para afrontar algunas situaciones y nuestros músculos lo recuerdan y trabajan para proteger el cuerpo. Nuestro diálogo interior es básicamente lo que crea la tensión muscular.

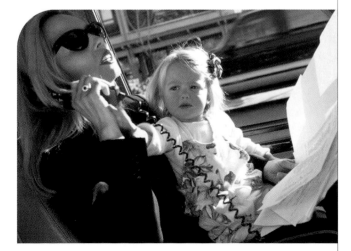

# LOS BENEFICIOS DEL MASAJE

EL MASAJE ES una experiencia placentera y, como tal, ayuda a los mecanismos de la mente y el cuerpo a producir endorfinas, que son aliviantes naturales del dolor corporal. El masaje además:

□ Normaliza la presión sanguínea.

□ Reduce la producción de adrenalina.

□ Ayuda a disminuir la respiración acelerada.

□ Reduce el dolor aliviando la inflamación de los músculos.

□ Aumenta la circulación que, a su vez, ayuda a distribuir los nutrientes por todos los órganos y la piel para su curación.

□ Aumenta el flujo de fluidos por el cuerpo y elimina toxinas.

El tacto es una de las maneras más placenteras de relajar los músculos endurecidos y permitir que la vida fluya por el cuerpo. Cuando los músculos están relajados todos nuestros procesos físicos muestran una mejora y trabajan con más eficiencia. Obtenemos, o recuperamos, otra perspectiva de la vida cuando los músculos tensos y los sistemas linfáticos lentos nos nublan la percepción y nos ofrecen una visión negativa.

## EL ESQUELETO

Aunque se tiende a creer que el masaje no afecta a los huesos, esta idea es errónea. Un músculo tenso aumenta la presión o tensión del hueso, ya que el músculo lo "empuja". Los ligamentos que unen el músculo con el hueso también están más apretados de lo debido e impiden que la circulación llegue a las estructuras óseas de forma adecuada, porque los capilares y las venas están contraídos, más o menos como cuando estrujamos una manguera.

El cuerpo necesita todo el oxígeno que pueda conseguir, que circulará por la sangre a través de las venas, las arterias y los capilares. Cuando se hace un masaje se mejora el transporte de los fluidos necesarios, ya sea eliminando toxinas o aportando sangre fresca oxigenada a la parte del cuerpo en cuestión.

## ARTICULACIONES

El esqueleto está formado por huesos y articulaciones. La rigidez de las articulaciones se debe normalmente a un exceso de trabajo o a una posible herida que hace que las toxinas se concentren en éstas, provocando artritis o gota. Si se aplica un masaje sobre la articulación afectada, se eliminan estas toxinas y se alivia el dolor.

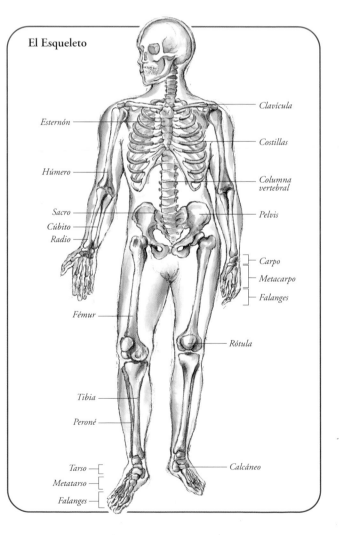

El Esqueleto

Clavícula
Esternón
Costillas
Húmero
Columna vertebral
Sacro
Cúbito
Radio
Pelvis
Carpo
Metacarpo
Falanges
Fémur
Rótula
Tibia
Peroné
Tarso
Metatarso
Falanges
Calcáneo

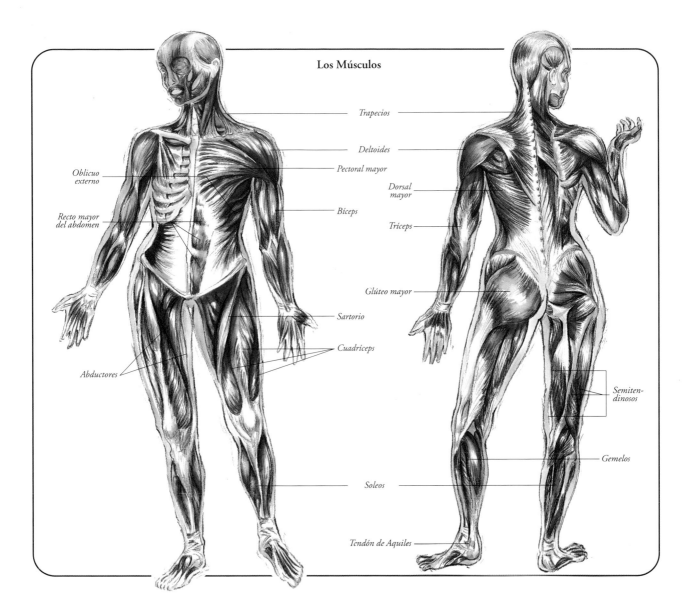

**Los Músculos**

Trapecios

Deltoides

Pectoral mayor

Oblicuo externo

Dorsal mayor

Bíceps

Recto mayor del abdomen

Tríceps

Glúteo mayor

Sartorio

Cuadríceps

Abductores

Semitendinosos

Gemelos

Soleos

Tendón de Aquiles

# Los Músculos

Los efectos de los músculos son los más obvios en el masaje, ya que aquí es donde obtenemos los verdaderos resultados. Vuelva a pensar en el ejercicio de la roca del que hemos hablado anteriormente en este capítulo. ¿Recuerda la diferencia entre la sensación de la roca y la seda? Así es básicamente como vemos la diferencia entre los músculos tensos antes y después de un masaje.

Los músculos también actúan como amortiguadores de los huesos y las articulaciones. Aunque las posibilidades de que los músculos sufran graves daños durante las actividades diarias son ínfimas, sí pueden tensarse o dañarse debido a un sobreesfuerzo, sobre todo después de un ejercicio extenuante. Unas horas des-

pués del ejercicio el individuo podría sufrir un estado conocido como "dolor muscular de aparición retardada". Se trata de la manifestación del dolor como consecuencia de unas gotas diminutas en el tejido muscular. El músculo realiza un proceso biológico necesario para la reparación y regeneración de las fibras musculares, lo que comporta una respuesta inflamatoria natural. La retención de agua asociada a esta inflamación aumenta la presión de los sensibles receptores de dolor del músculo. El masaje contribuye a aliviar este dolor activando el fluido del cuerpo y disminuyendo la retención de agua en el tejido muscular. También puede ayudar a reducir la inflamación antes de que crezca y sea peligrosa.

## LA CIRCULACIÓN

El masaje mejora la circulación de un modo parecido al ejercicio. Cuando hacemos ejercicio los músculos se contraen y se relajan para facilitar el movimiento. Esto aumenta la circulación sanguínea que, a su vez, succiona los capilares y los ganglios linfáticos y estimula la eliminación de toxinas del cuerpo. El cuerpo responde al aumento de la circulación sanguínea produciendo más glóbulos rojos, los cuales se encargan de aportar oxígeno fresco a los músculos. La sensación inmediata es un sentido potenciado de bienestar.

## EL CORAZÓN

Cuando la circulación aumenta el corazón trabaja menos; es decir, cuando los vasos sanguíneos y los capilares se dilatan como resultado del masaje requieren menos esfuerzo para distribuir la sangre por todo el sistema circulatorio. Las células reciben cantidades mayores de oxígeno, por lo que aumenta el índice metabólico y las células trabajan mejor.

## EL SISTEMA LINFÁTICO

Se cree que la vasta red linfática se beneficia más del masaje que cualquier otro sistema del cuerpo humano. A diferencia del corazón, el sistema linfático no cuenta con un mecanismo de bombeo. Por tanto, el masaje y el ejercicio son los métodos más efectivos para activar el fluido linfático que, a su vez, ayuda a reducir inflamaciones y retenciones de agua.

## EL SISTEMA NERVIOSO

Un suave masaje puede calmar los nervios crispados. Cuando los músculos están relajados el cuerpo se calienta, el dolor desaparece y el sistema nervioso se tranquiliza. Y lo mismo nos pasa a nosotros.

## LA PIEL

La textura y brillo de la piel se intensifican cuando se eliminan las toxinas del organismo y se produce una mejora en la circulación en la superficie de los capilares. La piel se vuelve más elástica y se puede nutrir con masajes con aceites. El brillo que adquiere así la piel es muestra de una mejor circulación.

## LA MENTE

Las personas que están relajadas pueden pensar con más claridad y de forma más positiva que las que están tensas y estresadas. También les resulta más fácil tomar decisiones. La mente y las emociones tienen un equilibrio mayor en las personas relajadas, puesto que se benefician del descanso, lo que contribuye a aliviar el dolor y la lentitud. Es bien sabido que los que hacen meditación tienen una mente más clara y mayor capacidad para centrarse en la resolución de problemas y en las actividades cotidianas.

*Izquierda:* **Una persona que consigue relajarse a través del masaje responderá a la vida con buena disposición.**

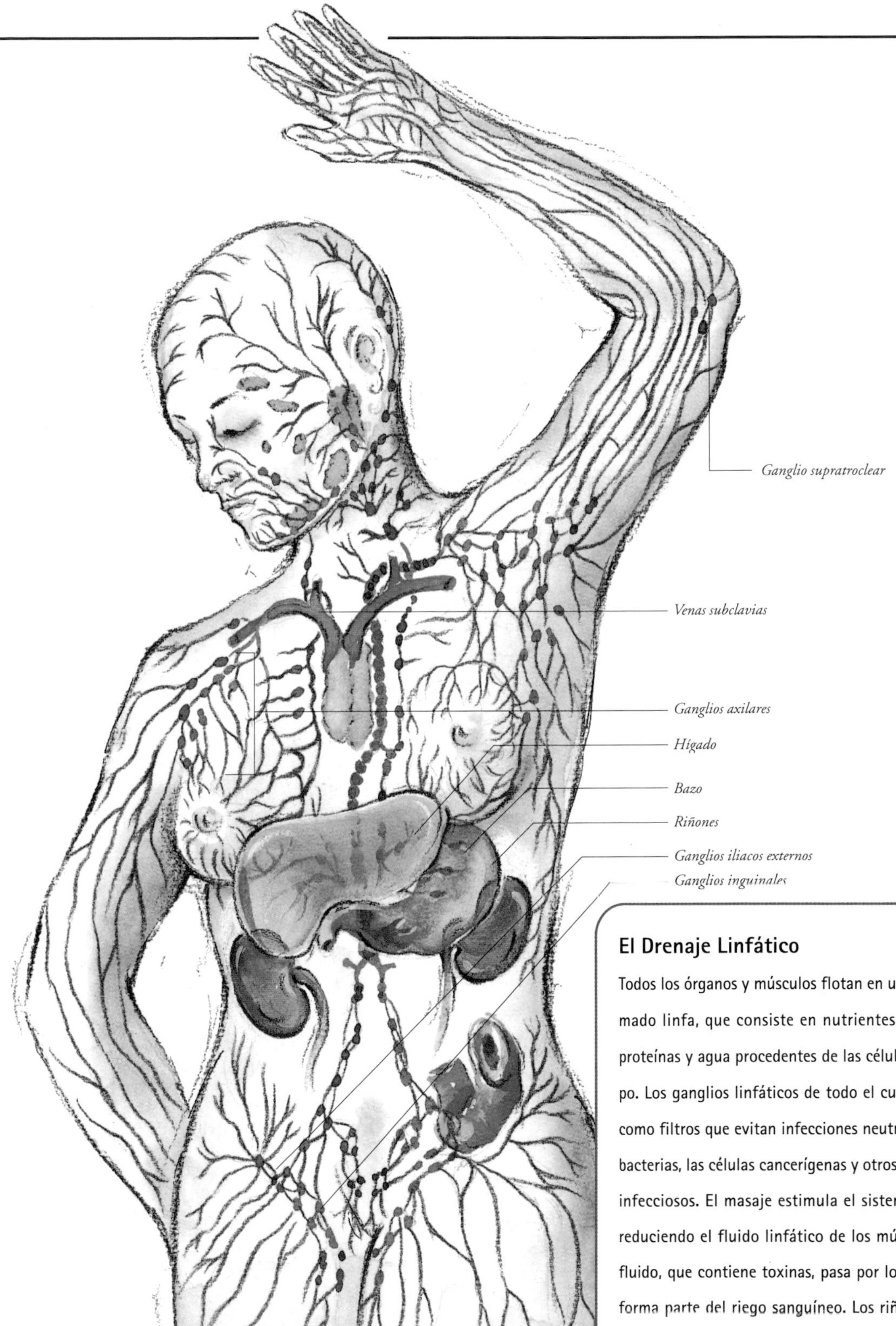

Ganglio supratroclear

Venas subclavias

Ganglios axilares

Hígado

Bazo

Riñones

Ganglios iliacos externos

Ganglios inguinales

## El Drenaje Linfático

Todos los órganos y músculos flotan en un fluido llamado linfa, que consiste en nutrientes, hormonas, proteínas y agua procedentes de las células del cuerpo. Los ganglios linfáticos de todo el cuerpo actúan como filtros que evitan infecciones neutralizando las bacterias, las células cancerígenas y otros organismos infecciosos. El masaje estimula el sistema linfático reduciendo el fluido linfático de los músculos. Este fluido, que contiene toxinas, pasa por los ganglios y forma parte del riego sanguíneo. Los riñones se encargan de filtrarlo y se expulsan los excrementos.

CUANDO SE DA *un masaje es
importante tomar conciencia de deta-
lles como la situación, la atmósfera y
la temperatura ambiental. También es
esencial un respeto absoluto al cuerpo,
la comodidad y los sentimientos del receptor. Incluso una arruga en el lugar
erróneo de la toalla puede estropear todo el efecto del masaje.*

*Debe estar preparado física y psicoló-
gicamente. El cansancio o la rigidez de
sus manos se transmitirá al receptor y
echará a perder el efecto de la relajación. Lo mismo puede aplicarse a su estado de ánimo. Seguro que alguna vez
ha entrado en una habitación y ha notado tensión en el ambiente. Si está en-
fadado cuando da el masaje, transmitirá
su energía al receptor, que no disfruta-
rá del masaje ni se relajará.*

*Derecha:* **Asegúrese de que está preparado mentalmente cuando dé un masaje. La negatividad, el cansancio y el
estrés se pueden transmitir del masajista al receptor y obviar los beneficios
del masaje.**

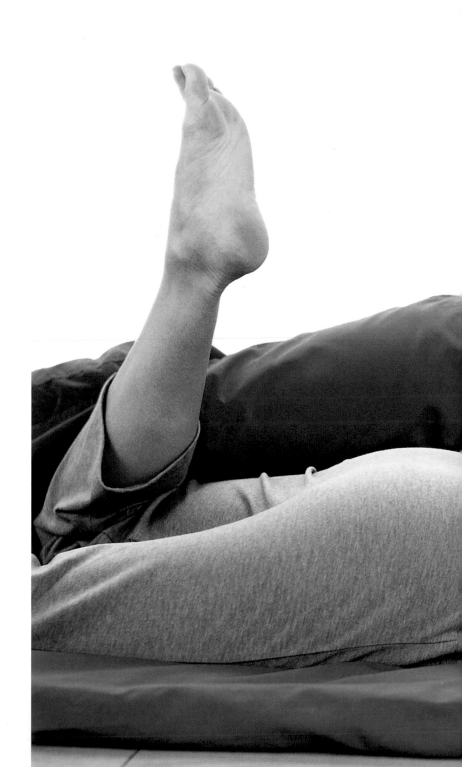

# CÓMO EMPEZAR

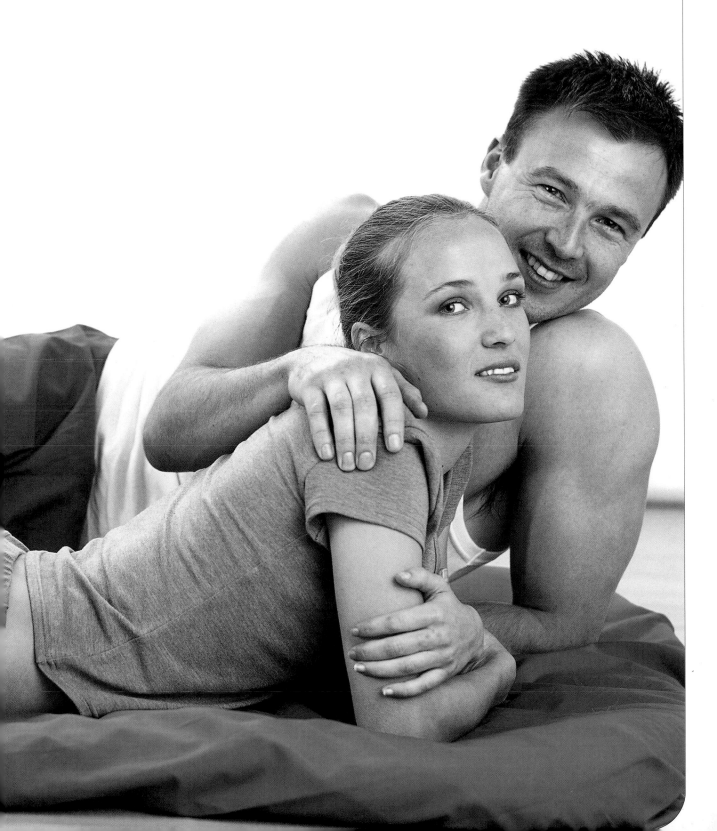

# El Ambiente Adecuado

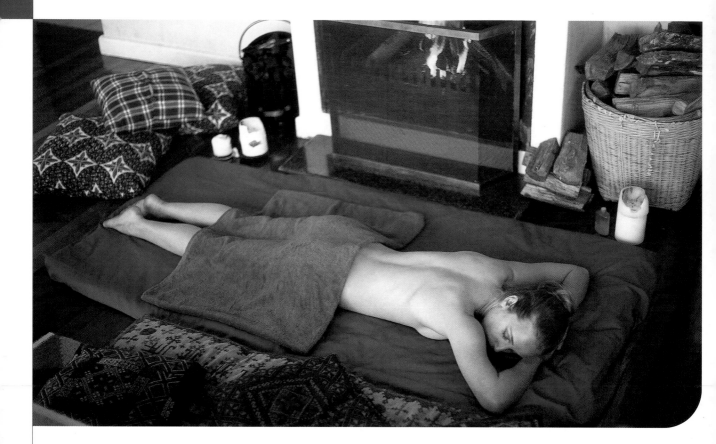

La SITUACIÓN ES importante cuando se disponga a masajear a alguien. Sin embargo, no se necesita un gran equipo ni una habitación especial. Lo único que se requiere es un ambiente cómodo, cálido y silencioso, con música relajante. En los climas más cálidos un jardín privado también es una buena elección.

Las habitaciones pequeñas reflejan intimidad mientras que las medianas suscitan amistad. Por ejemplo, dar un masaje delante de una hoguera se consideraría signo de amistad, pero darlo en la habitación sería algo más íntimo. Téngalo en cuenta cuando dé un masaje a su pareja o amigo. Escoja el lugar más apropiado para dar el masaje en función de la relación que tenga con la persona.

Las consideraciones más importantes son: nada de lugares recargados, ni niños jugando o corriendo, ni teléfono, y una atmósfera relajante.

Éstas son algunas cosas básicas que necesitará:

- ☐ Una manta para estirarse si trabaja en el suelo.
- ☐ Toallas de baño o mantas para cubrir a la persona que recibirá el masaje.
- ☐ Aceite de masaje.
- ☐ Música suave (opcional).
- ☐ Luz tenue.

*Arriba:* **Se puede dar un masaje relajante con gran efecto en el ambiente acogedor de una cálida sala de estar.**

## MÚSICA

Incluya en su colección de CDs o cintas la música adecuada para poner durante un masaje. Debe ser tranquila y suave. La música con letra ejercita la mente del oyente y puede evocar recuerdos no deseados o dolorosos. Esto podría perjudicar los beneficios del masaje, que actúan en aspectos físicos, emocionales y mentales. Los sonidos de las ballenas son buenos, del mismo modo que el sonido de corrientes y ríos con el sutil trinar de los pájaros. Este tipo de música contribuirá a que su pareja se relaje completamente.

## VELAS Y ACEITES FRAGANTES

Una vela encendida ayuda a crear la atmósfera adecuada y tiene el efecto de disipar la energía negativa.

También podría utilizar un quemador de aceite con alguna fragancia suave para facilitar la relajación y crear el ambiente idóneo para el masaje.

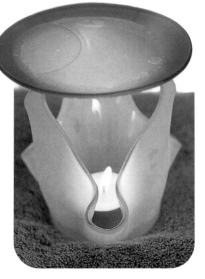

Hay quemadores de aceite de muchas formas y tamaños y por lo general consisten en un recipiente de cerámica de 12 a 16 centímetros de altura. Una luz para alumbrar de noche o una vela de cocina cabría debajo de un cuenco pequeño situado sobre el soporte del quemador, que hay que llenar de agua y tres o cuatro gotas de aceite de esencia. Cuando la mezcla del aceite y el agua se calienta el aceite se evapora y se esparce en el aire, impregnado por la fragancia del aceite.

Al utilizar aceites de esencias en un tratamiento conviene asegurarse de que la fragancia del quemador es parecida a la que se utilice en la secuencia. La mezcla del aceite de masaje debe prepararse con anterioridad y mantenerse a temperatura ambiental.

## RELAJACIÓN TOTAL

En Oriente se cree que si la cabeza de la persona que recibe el masaje mira hacia el sur o el este ésta será más receptiva al masaje y se conseguirá un grado mayor de relajación.

Si opta por la luz de una vela y música suave y mantiene la habitación caliente, tiene muchas posibilidades de que la persona receptora del masaje se relaje, a veces hasta el punto de quedarse dormida. Estudios recientes indican que se pueden cambiar las estructuras del sueño si por debajo del edificio o de los cables eléctricos que hay debajo del suelo pasa un río o el suministro central de agua. Si se puede hacer el masaje en otro lugar, evite las zonas de negatividad potencial.

Es mejor si puede colocar una pequeña fuente y un ionizador en la habitación, ya que crean energía positiva y ayudan a que el masajista se concentre.

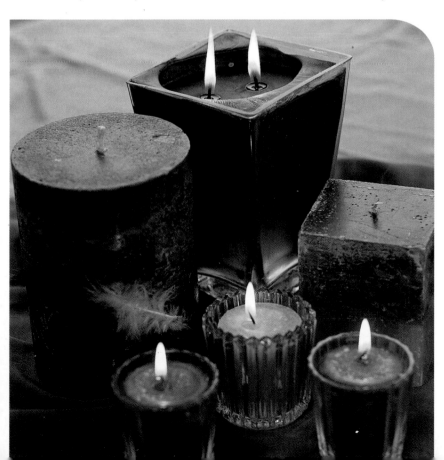

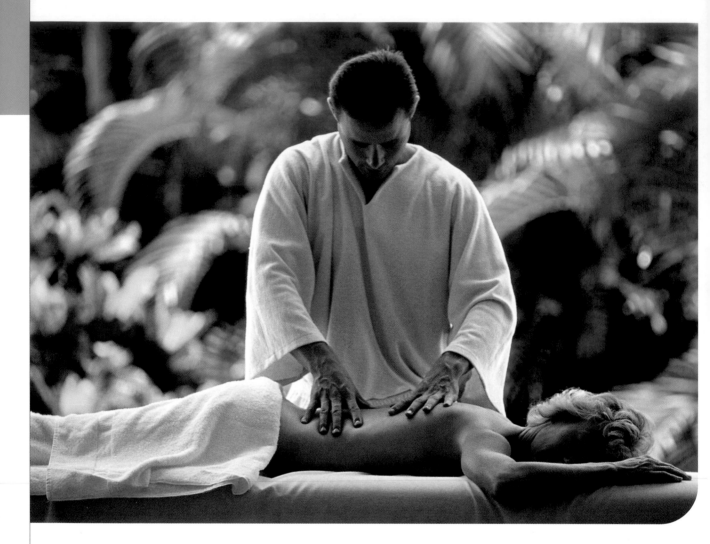

## Exteriores

Si el tiempo lo permite, es una idea maravillosa hacer el masaje bajo los árboles, cerca de una corriente de agua. Los que tengan la posibilidad de hacerlo no lo duden un instante, pues produce un sentimiento muy liberador. Un ambiente natural crea una de las mejores atmósferas posibles para el masaje. Recuerde, sin embargo, que la persona que recibe el masaje debe estar siempre en calor.

## Tacto

Por último, debe tener en cuenta que hay ciertas cualidades mentales y emocionales que vale la pena cultivar como masajista. Cuando se recibe un masaje, uno de los mayores temores que puede tener el receptor es que su cuerpo le haga sentir incómodo. Si tiene exceso de peso, puede creer que su cuerpo es poco atractivo. Por el contrario, también puede tener complejo de delgado.

Aunque usted como masajista se da cuenta de que estos complejos son innecesarios, debe mostrarse comprensivo en este aspecto, ya que esto es lo que marca la diferencia entre un receptor cómodo con el masaje y otro que lo soporta, porque siente que "tiene que" hacerlo.

*Arriba:* **No necesitará música si puede hacer el masaje fuera, porque los sonidos de la naturaleza proporcionan el clima perfecto para la relajación.**

# El Efecto del Color

Cada color tiene su propia frecuencia energética cuyas vibraciones pueden afectar las sutiles vibraciones de energía del cuerpo humano. Si quiere utilizar toallas y mantas de color, aquí hay algunas sugerencias para crear la atmósfera adecuada:

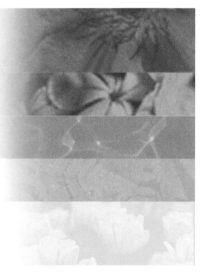

Si su pareja tiene dolores musculares, el **violeta** es un buen color. Se dice que este color relaja los músculos y se utiliza en la curación por colores como antibiótico.

El **añil** reduce las hinchazones y el dolor, y reafirma la piel.

El **azul** reduce la fiebre y propicia el sueño.

El **verde** tiene efectos pacíficos y calmantes en el cuerpo y la mente.

El **amarillo** estimula la mente y se debe evitar o utilizar con moderación en la zona de masajes, ya que el propósito es relajar la mente y el cuerpo.

Por este motivo, en caso de tensión muscular el amarillo **limón** puede ser de gran ayuda. Éste es un color para la mente, así que si quiere potenciar la estimulación intelectual utilice al menos una toalla amarilla para la zona de la cabeza.

El **naranja** es un color vigorizante y se utiliza para estimular la confianza.

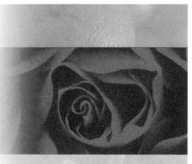

El **rojo** también es muy vigorizante y si tiene que activar la circulación y calentar a la persona que recibe el masaje puede ser un color bastante acertado. Tenga en cuenta que no relajará. Si una persona necesita eliminar toxinas, el rojo es un color apropiado porque el aumento de la circulación ayuda a eliminar toxinas del cuerpo.

El **rosa** es el color del amor, así que si su pareja lo es también en el campo sentimental elija este maravilloso color para la ocasión.

Pese a todo lo dicho, no se limite a estos colores. Utilice lo que tenga a mano o pueda conseguir fácilmente. Sin embargo, si realiza masajes con regularidad puede que quiera disponer de un juego especial de toallas y mantas para estos momentos.

# Ejercicios de Manos para el Masajista

PUEDE QUE CUANDO empiece a masajear note que sus manos se cansan con bastante rapidez. Uno de los mejores remedios contra el cansancio es estirar las manos y los dedos haciendo unos sencillos ejercicios:

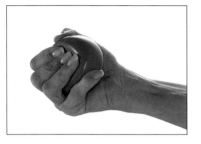

1. *Coja una pelota pequeña de goma –una pelota de squash es perfecta para el caso– y apriétela. Guárdela en su mesa de trabajo o en el bolsillo y utilícela con frecuencia. Aparte de fortalecer sus manos, este ejercicio también es magnífico para reducir el estrés.*

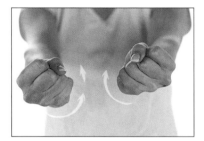

2. *Estire los brazos hacia delante y luego los dedos al máximo. Cierre el puño. Esto le fortalecerá los dedos y aumentará la circulación de las manos. Cuando tenga el puño cerrado haga rotar la muñeca en el sentido de las agujas del reloj y luego a la inversa.*

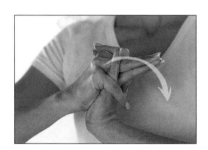

3. *Junte las manos, una palma contra otra y los dedos apoyados en las yemas de la mano opuesta. Apriete un índice contra otro y empuje suavemente el de la mano izquierda contra el de la mano derecha, que se flexionará ligeramente hacia atrás. Repita el movimiento en la otra dirección. Continúe con los demás dedos uno a uno. Luego haga lo mismo con toda la mano.*

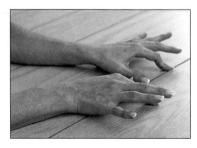

4. *Haga ver que toca el piano sobre la mesa o en cualquier otra superficie dura. Empiece por el pulgar y siga con el índice, el corazón, el anular y el meñique. A continuación invierta el movimiento, empezando por el meñique, anular, corazón, índice y pulgar. Flexiónelos al máximo y hágalo tan rápido como pueda, ya que mejorará la coordinación de manos y dedos.*

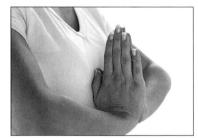

5. *Coloque las manos como si fuera a rezar y apriételas una contra otra asegurándose de que las palmas están totalmente en contacto.*

6. *Sacuda los dedos con fuerza asegurándose de que las muñecas están relajadas para eliminar toda la tensión de las manos y aumentar la circulación. Deje los dedos muertos de modo que choquen entre sí sin que usted controle el movimiento. Lo único que debe controlar es el codo y la muñeca.*

# Ejercicios de Relajación para el Masajista

Es PROBABLE QUE cuando haga un masaje pase mucho tiempo inclinado o arrodillado en el suelo. Para estar relajado tal vez quiera hacer unos ejercicios de espalda y hombros antes de empezar. Cualquier síntoma de tensión puede interrumpir la continuidad del masaje y su pareja lo advertirá y se pondrá también tensa, anulando el propósito del ejercicio.

Los siguientes ejercicios le ayudarán a relajarse para que el receptor consiga el máximo beneficio de su estado de relajación:

1. Siéntese en una silla y meta el estómago hacia dentro. Con la espalda recta inspire con fuerza asegurándose de que respira con la parte inferior de los pulmones. Espire mientras cuenta hasta cinco. Vuelva a inspirar contando hasta seis. Luego espire lentamente para aumentar la relajación.

2. Haga rotar el hombro izquierdo. Relájese al tomar aire y cuando lo saque por la boca tire el hombro hacia delante, hacia arriba y luego hacia atrás. Esto hará que sus hombros se relajen al instante. Repita el ejercicio con cada hombro por separado y luego con los dos a la vez. Acuérdese de respirar.

3. Baje ligeramente la barbilla para aliviar la tensión del cuello, pero sin que toque el pecho. Inspire contando hasta tres mientras levanta los hombros y espire mientras los deja caer. Este ejercicio también le relajará los hombros.

4. Tome aire mientras cuenta hasta tres al tiempo que estira los brazos por encima de la cabeza, junte las manos y tire de ellas hacia arriba. Cuando expulse el aire baje las manos lentamente.

5. Siéntese en una silla, separe las piernas e inspire contando hasta cinco. Estire la espalda y levante los brazos por encima de la cabeza. Baje suavemente la cabeza hasta el pecho manteniendo los brazos levantados. Luego baje los brazos, pasándolos entre las piernas, hasta tocar el suelo de modo que la espalda se curve un poco hacia delante. Estire los brazos por detrás de los pies y baje el pecho hacia las rodillas mientras espira. Repita el ejercicio según su resistencia, pero recuerde que no es una competición sino una forma de relajarse.

6. Siéntese lentamente y estire los pies hacia delante. Haga rotar los tobillos, primero el derecho y luego el izquierdo. Es un ejercicio sencillo pero muy bueno para los músculos del abdomen.

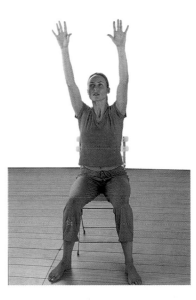

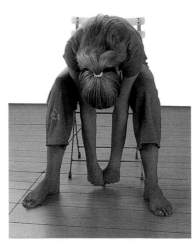

# ESTIRAMIENTOS DE ESPALDA
# PARA EL MASAJISTA

HAY UNA SERIE de ejercicios diseñados para el masajista que le ayudarán a evitar dolores de espalda cuando trabaje en el suelo.

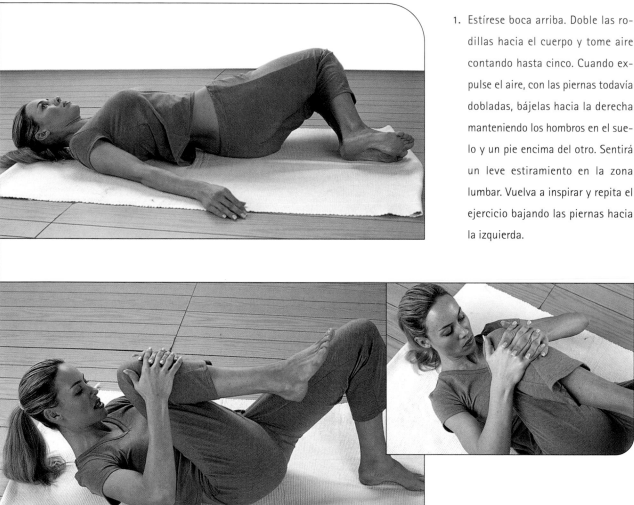

1. Estírese boca arriba. Doble las rodillas hacia el cuerpo y tome aire contando hasta cinco. Cuando expulse el aire, con las piernas todavía dobladas, bájelas hacia la derecha manteniendo los hombros en el suelo y un pie encima del otro. Sentirá un leve estiramiento en la zona lumbar. Vuelva a inspirar y repita el ejercicio bajando las piernas hacia la izquierda.

2. Permanezca en el suelo, tome aire, levante la rodilla derecha hacia el cuerpo, saque el aire y llévese la rodilla al pecho apretando con suavidad el abdomen inferior y levantando la cabeza hacia la rodilla para estirar la zona lumbar. Puede llevarse la rodilla al pecho ayudándose con las manos, pero no fuerce el estiramiento. Mientras inspira, vuelva a poner el pie en el suelo manteniendo la pierna doblada. Repita el ejercicio con la pierna izquierda.

3. Póngase a gatas. Tome aire mientras cuenta hasta cinco, manteniendo la espalda recta y la cabeza ligeramente bajada. Mientras espira por la boca arquee la espalda, baje la cabeza, vuelva a la posición de descanso e inspire. Expulse el aire y baje el estómago hacia el suelo doblando la espalda hacia abajo y levantando la cabeza.

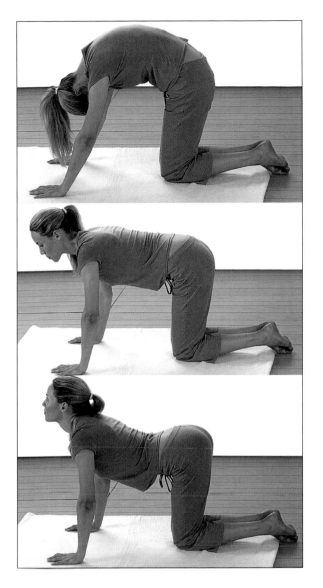

Una vez haya hecho estos ejercicios, estírese sobre el costado derecho con la pierna derecha recta y la izquierda ligeramente doblada. Puede apoyar la rodilla derecha en un cojín. Respire pausadamente y descanse unos instantes.

Esta combinación de ejercicio y relajación le fortalecerá el cuerpo y relajará la mente. Un masajista cansado o en baja forma puede transmitir el cansancio al receptor y es muy fácil detectar la tensión por el tacto, con lo que se perjudica los beneficios del masaje.

> **Recuerde:** Si tiene alguna dolencia física, consulte a su médico antes de hacer alguno de estos ejercicios.

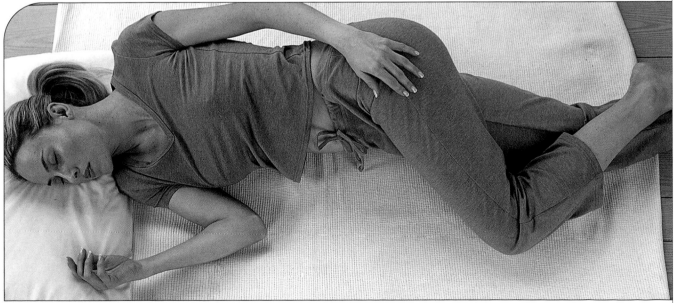

PARA DAR UN *masaje efectivo y trabajar los músculos del cuerpo con facilidad seguramente querrá utilizar los aceites apropiados.*

*Los aceites portadores, como el de girasol y el de oliva, puede encontrarlos en la mayoría de cocinas y son adecuados para el masaje. Sin embargo, hay muchos otros aceites que pueden ser beneficiosos para la piel, como el aceite de uva o almendra.*

*Mientras que los aceites portadores ayudan a que las manos se deslicen suavemente sobre el cuerpo, los aceites de esencias, como la lavanda y la camomila, darán al masaje un efecto más placentero y terapéutico. Este capítulo ofrece una selección de varios tipos de aceites y sus propiedades, además de una serie de "recetas" adecuadas para diversas situaciones y circunstancias.*

*Derecha:* Hay una gran variedad de hierbas y extractos de aceites de esencias que se pueden combinar con aceites portadores para conseguir el medio perfecto para el masaje.

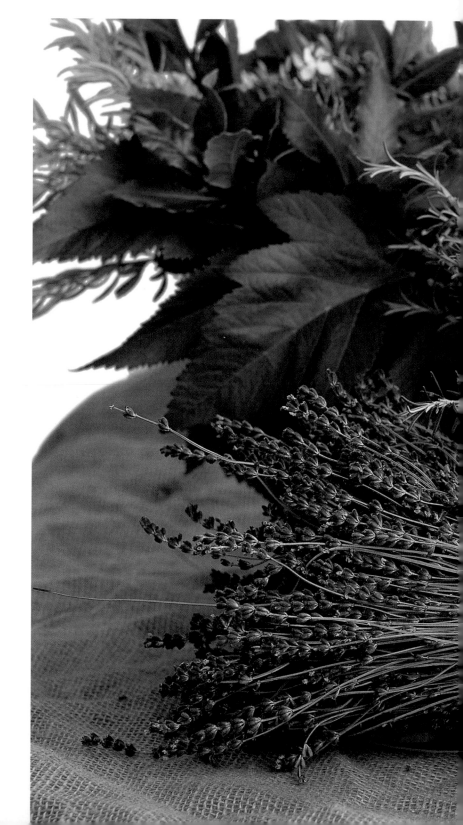

# ACEITES DE MASAJE

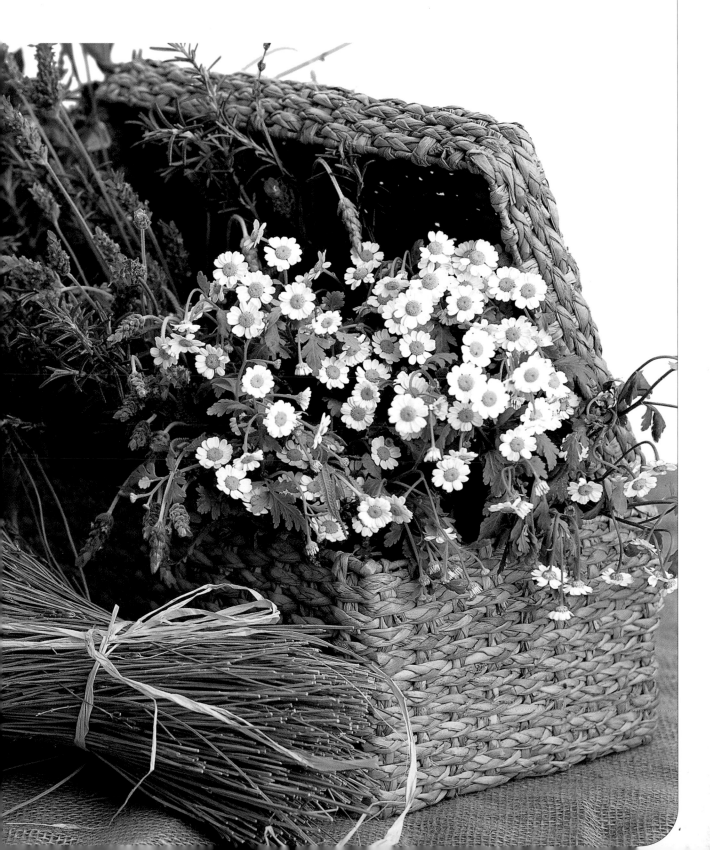

# El Uso de Aceites

CUANDO DÉ UN masaje sus manos deben ser capaces de seguir los contornos del cuerpo y deslizarse sin ninguna dificultad por la piel. Hay numerosos medios para lubricar la piel y facilitar el deslizamiento de los dedos.

Si la persona que recibe el masaje tiene aversión o alergia a los aceites que usted pretende utilizar puede recurrir a algo tan sencillo como la maicena, que es fina y suave. La maicena la podemos encontrar en casi todas las cocinas, así que si no había previsto el masaje esto puede servir a su propósito.

Los polvos de talco son demasiado gruesos para frotar bien la piel y hay varios que contienen cinc, al que algunas personas tienen reacciones alérgicas. Por estos motivos no son el medio más efectivo para el masaje.

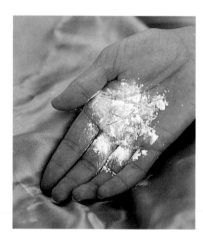

## Aceites Minerales

Algunos aceites para bebés están compuestos de minerales. Aunque muchos masajistas utilizan productos que contienen aceite mineral, se ha demostrado que obstruyen los poros. Por tanto, es preferible utilizar una base de aceite vegetal prensado en frío, ya que es nutritivo para la piel. Los aceites de esencias también pueden ser absorbidos por la piel.

Si no dispone de los aceites adecuados, el aceite de oliva o el de girasol son sustitutos aceptables como lo son, de hecho, muchos de los aceites vegetales que encontramos en la cocina. La mayoría de estos aceites se pueden adquirir en cualquier tienda de dietética.

Debe saber que algunos aceites tienen cualidades distintas. El aceite de mostaza, por ejemplo, que a veces se utiliza en el masaje de la Ayurveda, es caliente y no es aconsejable utilizarlo con alguien que tenga calor o se acalore con facilidad.

## Aceites Portadores y de Esencias

Como indica el nombre, los aceites portadores se denominan así porque actúan como vehículo transportador de aceites de esencias –aceites aromáticos específicamente destilados– muy recurrentes en aromaterapia. Los aceites de esencias proceden de las glándulas microscópicas de los pétalos de flores, la corteza de árbol y la piel de varias frutas. Cada aceite tiene una compleja composición química y una serie de características individuales. Cuando se mezclan, los diferentes elementos se combinan para producir un aroma propio con una propiedad específica, como vigorizar o relajar. Los aceites de esencias, que se utilizan por sus propiedades terapéuticas, son cada vez más populares entre los masajistas profesionales y los principiantes. Se ha demostrado que facilitan la relajación y se utilizan para tratar dolencias particulares.

El medio del masaje, es decir, el aceite portador, también se denomina a menudo "aceite base". Como la cantidad de aceite de esencia utilizado es mínima (generalmente entre un uno y un dos por ciento de la mezcla), el término "aceite base" se puede aplicar al aceite portador en particular o a la mezcla del aceite portador y el de esencias.

Para un masaje de todo el cuerpo se calcula que con 50 ml de aceite base, es decir, la combinación de aceite portador y de esencias, hay suficiente. Sin embargo, la cantidad puede variar. Por ejemplo, si la persona receptora del masaje está muy estresada es muy posible que tenga la piel más seca de lo normal y absorba más de 50 ml de aceite portador. Una persona con mucho vello en el cuerpo también absorberá más aceite que otra con poco vello. En este libro se hablará de 50 ml como cantidad apropiada, pero es aconsejable adaptar esta cantidad a la persona.

# Mezcla de Aceites

Cuando mezcle aceites intente utilizar una botella oscura o de color, como las azules o marrones que se utilizaban años atrás para las medicinas y que ahora, afortunadamente, se han vuelto a poner de moda. Mezcle pequeñas cantidades de aceite para evitar que se vuelva rancio y guárdelo en un lugar fresco y oscuro asegurándose de que las botellas están bien cerradas para evitar la oxidación.

Ponga la cantidad requerida de aceite portador en la botella y añada la cantidad del aceite de esencia escogido para obtener la proporción adecuada. Por cada 50 ml de aceite portador o base, añada entre un uno y un dos por ciento –o un máximo de 18 gotas– de aceite de esencia. Hay una amplia gama de aceites portadores y puede mezclarlos como desee. Algunos de los aceites portadores más populares y fáciles de obtener son:

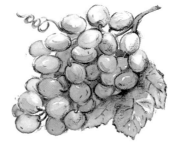

El **aceite de almendra** es el aceite portador que más se utiliza. Es un poco más pesado que el de uva y, por tanto, más económico.

El **aceite de uva** es un poco más ligero y líquido. Tiene propiedades curativas y no es pegajoso, por lo que las manos se deslizan por la piel con más facilidad.

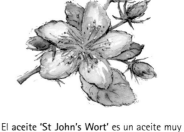

El **aceite 'St John's Wort'** es un aceite muy conocido para hacer masajes y se utiliza por sus propiedades antiinflamatorias.

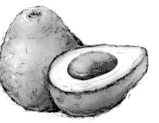

El **aceite de aguacate** es un aceite emoliente, rico y nutritivo para la piel y perfecto para las personas que tienen la piel seca e incluso para la piel curtida de los ancianos. Se puede mezclar con otros aceites portadores.

El **aceite de cacahuete** se utiliza mucho para hacer masajes, aunque hay algunos masajistas que están en contra de su uso dada la gran cantidad de personas alérgicas a los cacahuetes y sus derivados.

Utilice este aceite sólo cuando esté seguro de que la persona que recibe el masaje no es alérgica.

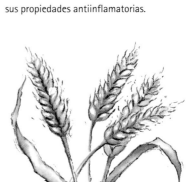

El **aceite de germen de trigo** también es un aceite muy rico y tiene propiedades antioxidantes, que son de gran ayuda si se pretende mezclar una gran cantidad de aceites. Esta propiedad también ayuda a conservar la mezcla.

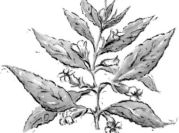

El **aceite de sésamo** se usa mucho en el masaje de la Ayurveda, pero si se tiene la sospecha de que el receptor del masaje es alérgico a los frutos secos o a las semillas no es aconsejable utilizarlo. Si no tiene nada más a su disposición, utilice aceite de oliva, que se absorbe fácilmente y tiene unas propiedades terapéuticas excelentes.

# El Uso de Aceites

La cantidad de aceites que se añaden por cada 30 ml de aceite portador depende del resultado que se desee obtener. En el masaje el objetivo principal es conseguir la relajación del receptor. Sin embargo, algunas combinaciones pueden ser vigorizantes.

Aunque con el tiempo seguro que acaba creando sus propias recetas para los aceites, aquí hay algunas ya hechas con las que puede empezar. Por supuesto, estas recetas son variables en función del propósito y de la persona que recibe el masaje.

## Insomnio

*Una mezcla deliciosa para combatir el insomnio:*

50 ml de aceite de almendra

5 gotas de aceite de esencia de bergamota

10 gotas de aceite de esencia de lavanda

5 gotas de aceite de esencia de ylang-ylang

*Lavanda*

*Bergamota*

## Refrescante

*Geranio*

*Si alguien ha tenido un día largo y cansado y necesita refrescarse, intente lo siguiente:*

50 ml aceite de almendra (u otro aceite portador)

5 gotas de aceite de esencia de limón

10 gotas de aceite de esencia de geranio

5 gotas de aceite de esencia de pachulí

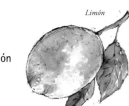

*Limón*

## Mezclas Sensuales

*En ocasiones es apropiado utilizar mezclas sensuales de aceites de esencia.*

**PARA LAS MUJERES UTILICE:**

50 ml de aceite base

5 gotas de aceite de esencia de pomelo

10 gotas de aceite de esencia de rosa*

5 gotas de aceite de esencia de lavanda

*\* Es una mezcla exótica que puede mejorar si utiliza otro, aunque es muy caro.*

*Pomelo*

*Rosa*

**PARA LOS HOMBRES UTILICE:**

8 gotas de aceite de esencia de enebro

12 gotas de aceite de esencia de madera de sándalo

4 gotas de aceite de esencia de pachulí

## Vigorizante

*Para una mezcla bastante masculina y vigorizante:*

50 ml de aceite base

5 gotas de aceite de esencia de enebro

10 gotas de aceite de esencia de madera de cedro

5 gotas de aceite de esencia de madera de sándalo

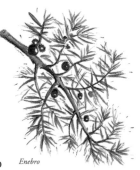

*Enebro*

Cuando utilice aceites de esencias debe tener en cuenta una serie de contraindicaciones:

- NO aplique los siguientes aceites de esencias a una mujer embarazada: albahaca, salvia, clavo, canela, hinojo, hisopo, enebro, mejorana, menta y milenrama.
  *(El aceite de esencia más adecuado y seguro para una mujer embarazada es la fragante y vigorizante mandarina.)*

*Salvia*

- No aplique los siguientes aceites de esencias a personas que padezcan epilepsia, ya que estos aceites son cefálicos (relacionados con la cabeza) y pueden provocar ataques: albahaca, cardamomo, hisopo, romero, salvia y tomillo.

- NO aplique los siguientes aceites a personas con la presión sanguínea alta, ya que éstos son hipertensos: **alcanfor, hisopo, romero, salvia y tomillo.**

- NO aplique los siguientes aceites de esencias a personas que sigan un tratamiento homeopático, porque se cree que neutralizan los efectos de las preparaciones homeopáticas: alcanfor, eucalipto, menta y romero.

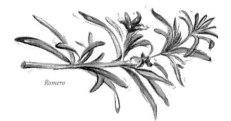

*Romero*

El masaje es contraindicado cuando el receptor muestra los siguientes signos, síntomas o condiciones:

- Fiebre o temperatura más alta de lo normal.
- Después de una intervención quirúrgica.
- En tejidos con cicatrices recientes.
- En una herida (en este caso es aconsejable dejar la terapia de masaje en manos de un profesional).

## ACEITES PARA CIRCUNSTANCIAS DIVERSAS

Los aceites de esencias se dividen en familias de fragancias y en categorías por efectos adecuadas para una amplia gama de circunstancias. Se ha demostrado que los aceites florales y cítricos atraen a las mujeres, y los picantes o leñosos a los hombres. Si se acostumbra a las familias y categorías de aceites, no tardará en crear sus propias mezclas de aceites de masaje.

### Familias de Fragancias

**CÍTRICA:** Bergamota, pomelo, limón, mandarina y naranja.

**FLORAL:** Camomila, geranio, jazmín, lavanda, melisa, neroli, rosa e ylang-ylang.

*Jazmín*

**HERBAL:** Albahaca, eucalipto, menta, romero y mejorana dulce.

**PICANTE:** Pimienta negra, baya de enebro, mirra y té.

**LEÑOSOS:** Madera de cedro, ciprés, incienso, pino, palisandro y madera de sándalo.

### Categorías por Efectos

**RELAJANTE:** Camomila, madera de cedro, incienso, geranio, jazmín, lavanda, mejorana, neroli, pachulí, rosa, palisandro, madera de sándalo e ylang-ylang.

**REFRESCANTE:** Albahaca, bergamota, ciprés, geranio, enebro, lavanda, limón, lima, mandarina, melisa, naranja, romero y pino.

**ESTIMULANTE:** Albahaca, pimienta negra, eucalipto, limón, menta, pino, salvia, romero y tomillo.

**ACALORANTE:** Benceno, pimienta negra, cajeput, camomila, salvia, clavo, cilantro, jengibre y mejorana.

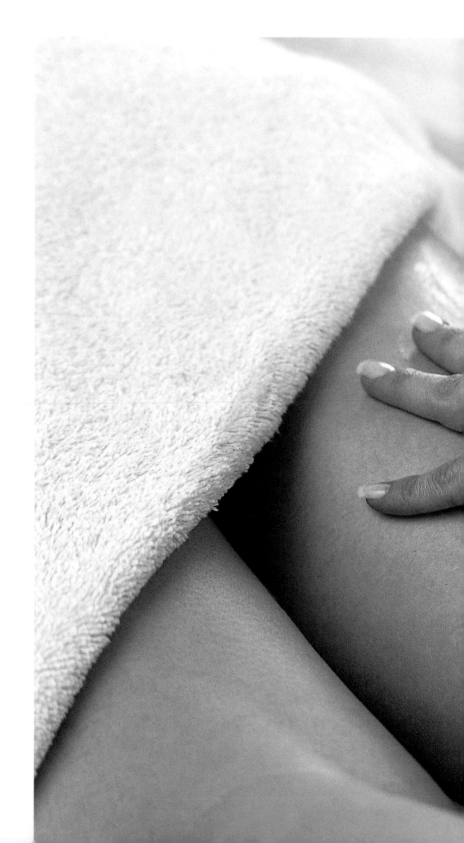

LOS MÚSCULOS SON *tan sensibles al tacto que cada caricia tiene un efecto distinto en el cuerpo.*

*Este capítulo trata sobre la caricia básica para la conexión y la relajación conocida como "rozamiento"; la acción vigorizante y punzante del "masajeo", que contribuye al estiramiento de las fibras musculares; el "golpeteo", que sensibiliza los nervios, y los golpes con el pulgar, que se utilizan a menudo para alcanzar un tejido más profundo.*

*También se familiarizará con el "amasamiento", adecuado para masajear zonas musculares grandes, como el muslo y la espalda, y el "plumeo", que funciona de forma más sutil y es muy recurrente al final de una secuencia de caricias.*

*Una compilación de estas caricias le permitirá conseguir una secuencia de masajes efectiva y relajante.*

*Derecha:* **Si no dispone de mucho tiempo, una buena opción es concentrar los esfuerzos en un masaje de espalda.**

# Las Caricias Básicas

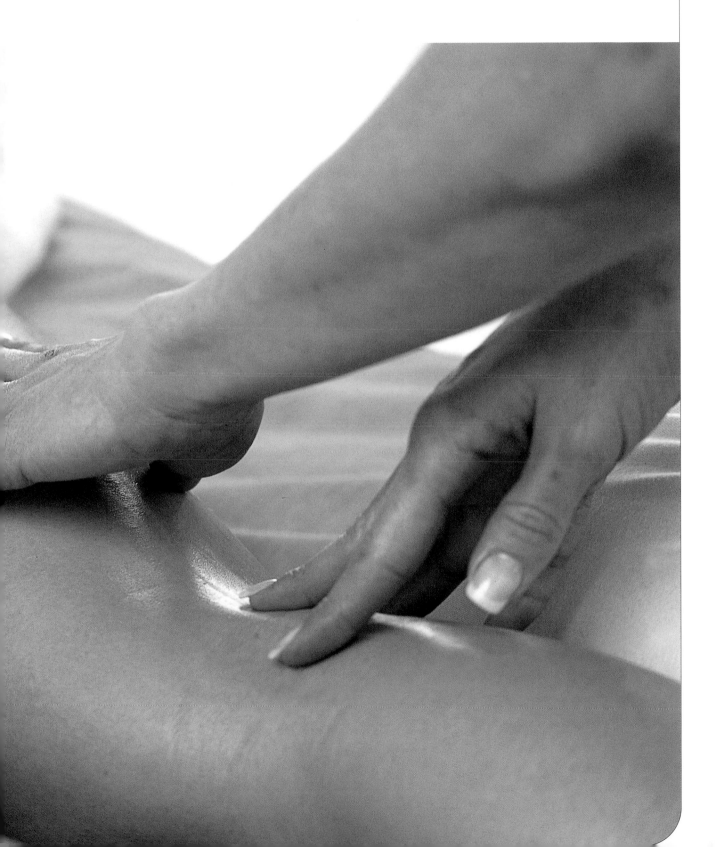

# El Rozamiento

El ROZAMIENTO ES una caricia suave y deslizante considerada una de las técnicas de relajación más importantes del masaje. El efecto deslizante de este método suaviza y relaja, y además se puede utilizar como caricia conectante para intercalar en los distintos movimientos o tipos de caricias que se realizarán durante la secuencia de masajes.

1 *Utilice las caricias del rozamiento para empezar el masaje. Comience con un leve movimiento deslizante en la dirección del corazón. Debe conseguir que los músculos se adapten al tamaño de su mano.*

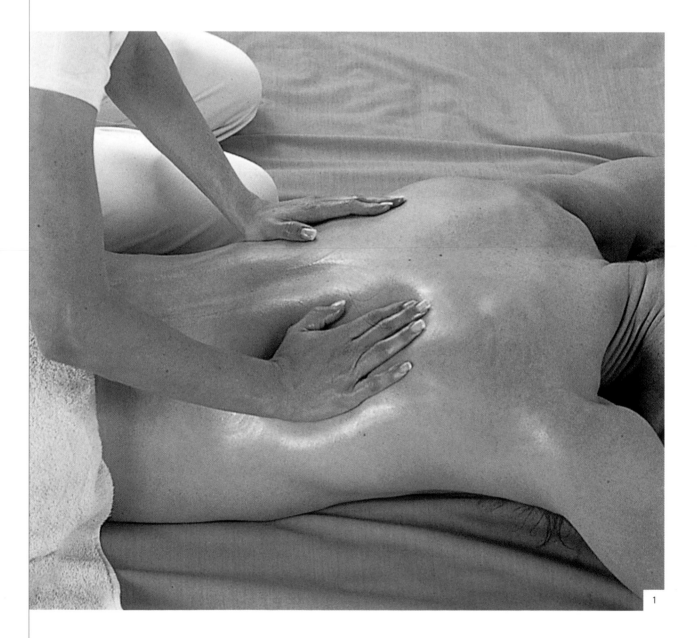

1

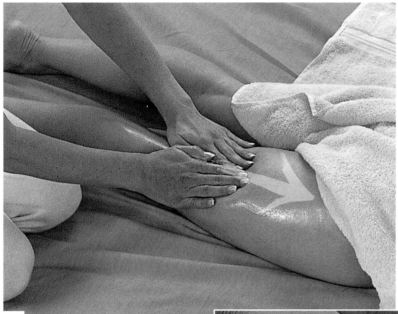

2

2 *Ejerza una presión moderada mientras desliza la mano a lo largo del músculo. Esta caricia le permitirá esparcir el aceite por la piel e iniciará la relajación.*

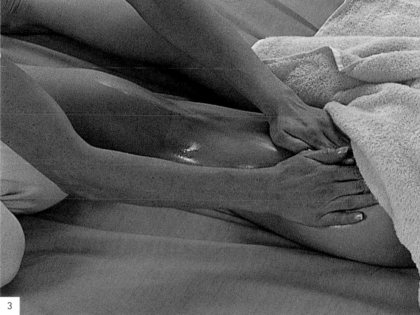

3

3 *Cuando los músculos estén suficientemente relajados puede deslizar la mano con un poco más de fuerza o aumentar ligeramente la presión en la zona. No olvide utilizar el peso del cuerpo para aumentar la presión y mantener la espalda y los brazos relativamente rectos para evitar dolores de espalda y cansancio.*

El rozamiento le sirve como medio para aplicar aceite al cuerpo. Esta caricia es el método perfecto para empezar un masaje, ya que permite que la otra persona se familiarice con sus manos. También puede utilizarse a modo de caricia larga por las piernas o de movimiento circular en zonas más grandes como la espalda. En este sentido, el rozamiento se presta a trazar círculos por toda la zona.

La caricia larga y deslizante del rozamiento debe ser fluida, algo así como el suave fluir del agua sobre las rocas. Aumenta la familiarización entre sus manos y el cuerpo del receptor, y potencia la relación de confianza que desea establecer durante el masaje. Esta técnica es también la forma en que desliza las manos por el cuerpo después de una secuencia de masajes, como si se quisiera dejar atrás el recuerdo de las caricias.

# El Masajeo

El MASAJEO ES un leve pellizco que aumenta la circulación y conduce la sangre hacia los pequeños capilares de la piel. Se hace alternando las manos consecutivamente, una detrás de otra, sobre las zonas más carnosas del cuerpo, como la zona del muslo o las nalgas. Esta forma de apretar también se denomina "amasamiento", pero no por ello tiene que hacer presión sobre el cuerpo.

A menudo no es posible envolver todo el músculo con la mano cuando realice el masajeo. Siempre que trabaje sobre una zona muscular grande levante una parte del músculo y apriétela suavemente, aunque con firmeza suficiente para que no se suelte. Esta técnica ayuda a eliminar toxinas en la sangre que, a su vez, facilita su excreción. Por tanto, el masajeo cura las fibras musculares.

1 *Coja y apriete una zona carnosa con los dedos, manteniéndolos lo suficientemente rectos para poder tirar de la misma. A continuación suéltela y repita el procedimiento un poco más arriba con la otra mano.*

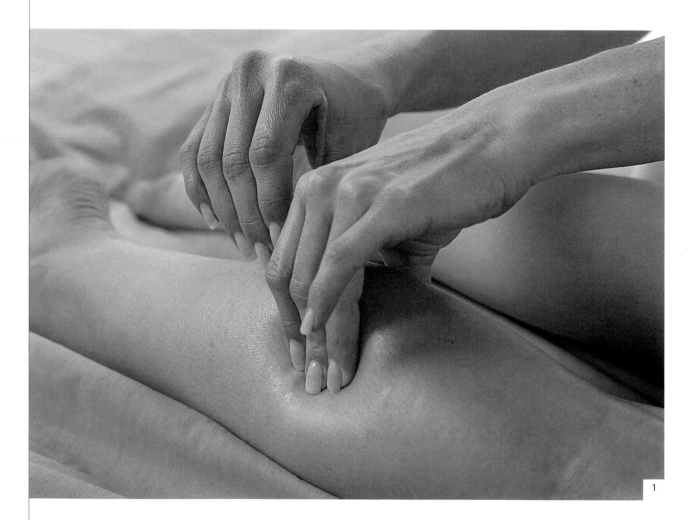

1

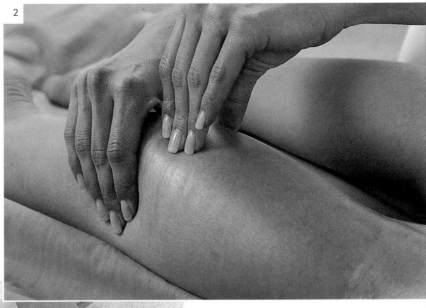

2 *Mueva las manos suave y rítmicamente por la extremidad o zona que quiera trabajar, asegurándose, como siempre, de que lo hace en dirección al corazón.*

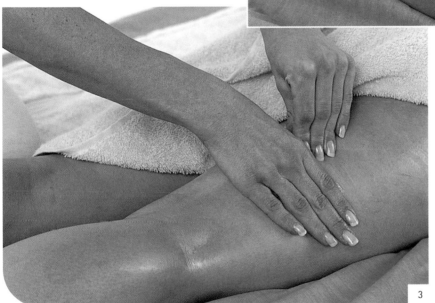

3 *En los músculos grandes, como los semitendinosos, debe estirar las manos para poder coger una parte de pierna más grande. De este modo, se asegurará de no pellizcar el músculo.*

La clave para una caricia de masajeo efectiva es utilizar la misma presión durante todo el masaje. Las caricias lentas y rítmicas son las más relajantes para el emisor y el receptor, un aspecto importante del masaje.

El masajeo también agiliza la eliminación del exceso de fluido en los músculos. Después de un ejercicio extenuante el tejido muscular puede dañarse. Este daño se traduce en inflamaciones y retenciones de agua, por lo que aumenta la presión en los receptores del dolor muscular (*ver* página 17). Cuando se haga un masaje en las piernas para eliminar este dolor deberá utilizar primero las caricias deslizantes descritas en el rozamiento y luego los pellizcos suaves del masajeo.

Cuando se trabaja sobre los brazos y las piernas se suele combinar el masajeo y el rozamiento. En zonas más extensas del cuerpo, como la espalda y el pecho, los músculos son planos y resultan más difíciles de coger. En estos casos se recomienda recurrir al amasamiento, a las caricias con el pulgar o a un pequeño golpeteo para aumentar la circulación.

# EL GOLPETEO

EL GOLPETEO ES una caricia estimulante y sólo debe utilizarla cuando quiera dar un masaje refrescante y vigorizante. No forma parte de la secuencia de masajes de relajación. Sin embargo, resulta útil conocerlo y practicarlo, puesto que el receptor del masaje podría necesitarlo en caso de preferir el estímulo a la relajación.

La técnica del golpeteo se utiliza para mejorar el suministro de sangre a la zona en la que se trabaja y puede servir como preámbulo a ciertos tipos de ejercicio, como los que requieren una gran fuerza.

El primer método de golpeteo, y el menos vigoroso, consiste en martillear el cuerpo con los dedos como si se quisiera imitar el efecto de la lluvia al caer, alternando los dedos uno por uno a modo de tambor. En el masaje tradicional hay otras caricias que pertenecen a la categoría del golpeteo, como el "ahuecamiento", donde las manos se cierran parcialmente, como si se tratara de una taza, y luego golpean suavemente el cuerpo del receptor.

Las caricias del golpeteo y el ahuecamiento estimulan las zonas de tejido blando. La velocidad y percusión de estos movimientos vigorosos estimulan las raíces nerviosas, por lo que normalmente no se incluyen en una secuencia de masajes de relajación.

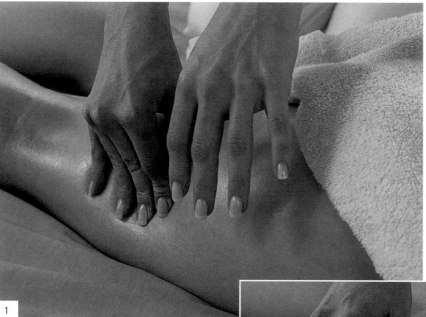

1

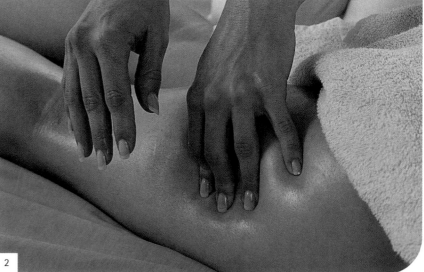

2

1 + 2 *Separe ligeramente los dedos y coloque las yemas sobre la piel. Levante las muñecas y mueva las manos de arriba abajo, aporreando los dedos con firmeza en la piel, un movimiento parecido al que haría si utilizase un teclado en línea recta.*

# EL PLUMEO

EL PLUMEO SE produce cuando los dedos rozan la piel alternando las manos, que deberán estar relajadas para transmitir esa misma sensación al receptor sin mucho esfuerzo. Hay que tener cuidado para que el plumeo no haga cosquillas, de modo que debe hacer caricias firmes y ligeras a la vez. Muchas personas son muy sensibles al roce de las manos y las cosquillas pueden irritar fácilmente y causar más molestia que relajación en lugar de todo lo contrario.

Primero practique el plumeo en su pierna para comprobar lo que se siente. El objetivo es relajar el músculo, pero nunca estimularlo.

El plumeo es una caricia extremadamente suave y relajante que a menudo se utiliza para unir otras caricias de una secuencia. Si ha deslizado las manos por la pierna mediante una caricia de rozamiento puede utilizar la de plumeo para volver al pie. Una buena forma de acabar un tratamiento es realizando el plumeo desde la rodilla hasta el tobillo, una técnica que garantiza prácticamente que el receptor se duerma.

Es buena señal que su pareja se duerma durante o después de un masaje, ya que el masaje consiste precisamente en provocar la relajación extrema.

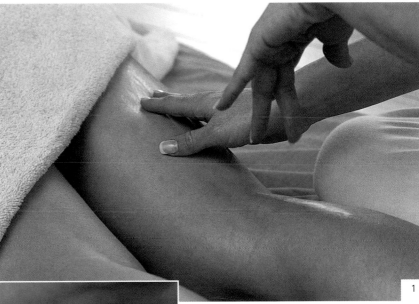

1

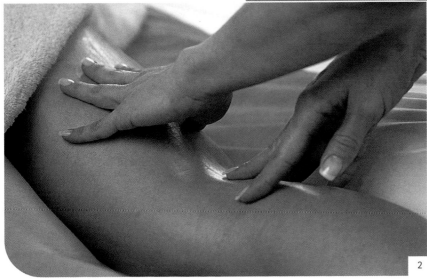

2

1 + 2 *Toque la piel con mucha delicadeza con las yemas de los dedos, acariciando el músculo hacia abajo alternando las manos.*

*Intente empezar el movimiento de la segunda mano donde dejó la primera, bajando lentamente por la extremidad en la que está trabajando.*

# ROTACIÓN Y CARICIAS

## ROTACIÓN CON EL PULGAR

Este masaje consiste en utilizar ambos pulgares y hacerlos rotar sobre un músculo para aliviar la tensión. Pruebe el siguiente experimento: Coloque un pulgar sobre la mitad del muslo, a medio camino entre la rodilla y la ingle. Haga rotar el pulgar con pequeños movimientos circulares. Los otros dedos ayudan al pulgar al estar apoyados al otro lado de la pierna. Intente sentir las diferentes texturas bajo el pulgar. Aunque en unas zonas los músculos estén rígidos, es posible que en otras estén más blandos y el movimiento del pulgar puede ser doloroso. En tal caso compruebe lo que se siente ejerciendo menos presión. ¿Debe suavizar el movimiento? ¿Qué ocurre cuando mueve la mano más rápidamente? ¿Y más lentamente? ¿Y con más fuerza? ¿Y con más suavidad? ¿Y si varía la presión? Tenga en cuenta el efecto que producen estas técnicas, ya que al hacer un masaje el receptor experimentará las mismas sensaciones y el resultado puede ser tanto de placer como de dolor.

Haga rotar el pulgar con frecuencia sobre sí mismo, para probar la sensación; segundo para aliviar su estrés muscular y tercero para fortalecerse los pulgares.

La rotación del pulgar se utiliza a menudo cuando los músculos están tensos y doloridos. Como mucha gente acumula estrés en los músculos de los hombros el ejercicio es esencial para esta zona. Sin embargo, se puede utilizar el pulgar en cualquiera de las zonas de difícil acceso, como alrededor de las articulaciones, en el cuello y en la parte interior del codo, donde las otras caricias no son tan efectivas.

Al empezar a hacer el masaje muchos masajistas notan que los pulgares se les cansan. Si esto ocurre, vuelva a adoptar la técnica deslizante del rozamiento. Sin embargo, siga practicando, ya que la rotación del pulgar es una experiencia maravillosa para la persona que recibe el masaje, sobre todo en la parte superior de la espalda.

1 + 2 *Con los pulgares separados del resto de la mano, presione hacia abajo con las yemas de los mismos y muévalos de forma circular, disminuyendo la presión progresivamente. Repita la caricia dejando un dedo de separación respecto al punto de partida.*

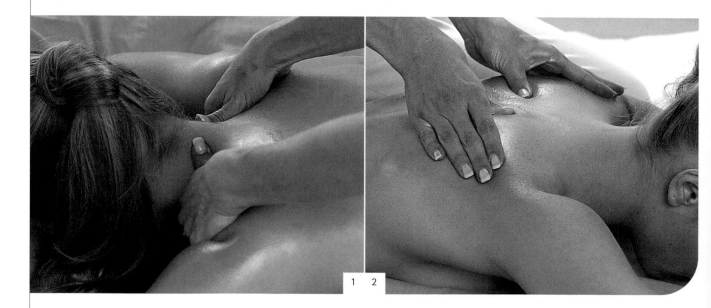

1    2

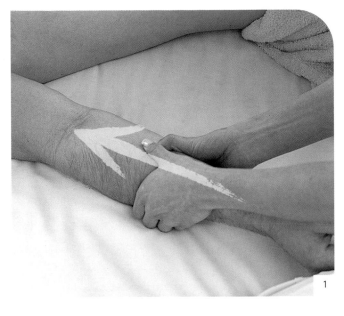

## CARICIAS CON EL PULGAR

Los pulgares, y las yemas de los pulgares en particular, son herramientas excelentes para localizar zonas concretas de tensión muscular y deshacer los nudos que se forman como consecuencia de esta tensión.

Las caricias con el pulgar son efectivas en el cuello y los hombros, las manos, las plantas de los pies y la cara, y se utilizan a menudo junto con la rotación del pulgar, aplicando más presión durante la caricia que durante la rotación. En la cara se trata de una simple caricia sin ningún tipo de presión.

1 *Con los dedos clavados en las palmas de las manos utilice los pulgares para acariciar una zona de tensión con movimientos largos y deslizantes. Este método se utiliza con frecuencia al trabajar sobre una "juntura" central en el brazo o la pierna, o a lo largo de la médula espinal, donde sirve para estimular los nervios que irradian de la médula espinal.*

## AVANCE CON EL PULGAR

Esta caricia consiste en avanzar con el pulgar de un modo parecido a la forma en que una oruga se desplaza por una hoja. De hecho, en alguna ocasión se ha hecho referencia a esta caricia como el "avance de la oruga". Utilice el pulgar para "caminar" por una zona con un ritmo de presión y caída constante, y repita el movimiento hasta que haya cubierto toda la zona. Este movimiento es particularmente efectivo en la punta del pie.

a *Sostenga la extremidad con los dedos y estire el pulgar hasta que alcance la zona sobre la que quiere trabajar.*
b *Apriete el pulgar con firmeza en el músculo, suéltelo, levante lentamente el pulgar y vuelva a apretar hasta cubrir toda la zona.*

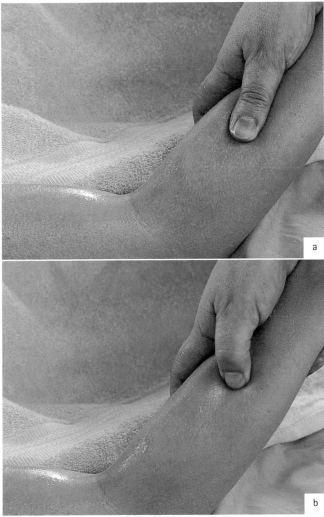

# CÍRCULOS GRANDES

PARA TRAZAR CÍRCULOS grandes se necesita toda la mano y, sobre todo, la presión de la base –con la ayuda de la palma y los dedos–, que se moverá de forma circular.

Esta caricia se utiliza principalmente en zonas grandes, como la espalda, y es relajante y reconfortante al mismo tiempo. Puede trazar círculos grandes para desplazarse de una zona de la espalda a otra y, como es un movimiento lento, resulta de gran ayuda mientras decide la siguiente secuencia. La fricción mantendrá los músculos calientes y no se interrumpirá el contacto con el receptor.

Los círculos grandes en la espalda, como el nombre indica, son movimientos circulares grandes y suaves que empiezan en la base de la espalda, donde las manos se juntan con los pulgares que, a su vez, están apoyados en el *ilion* (el hueso grande que empieza en la médula, se extiende por la zona lumbar y se convierte en la cadera). Cuando trabaje en la espalda intente no ejercer demasiada presión sobre la columna vertebral. Es una regla de oro para todos los movimientos que se realizan durante el masaje.

1. *Con las manos hacia la cabeza deslícelas suavemente por la cintura y vuelva haciendo un movimiento circular un poco más arriba de donde empezó el movimiento previo.*

2. *Repita el ejercicio hasta alcanzar los hombros, asegurándose cada vez de que llega a los lados del cuerpo. Este tipo de masaje se utiliza para cubrir zonas grandes con cierta rapidez.*

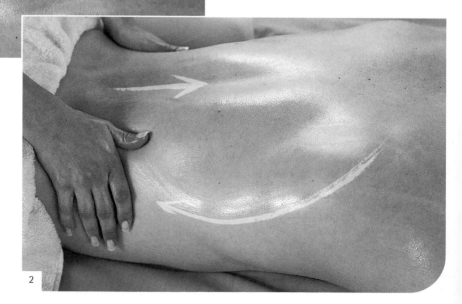

# EL RETORCIMIETO

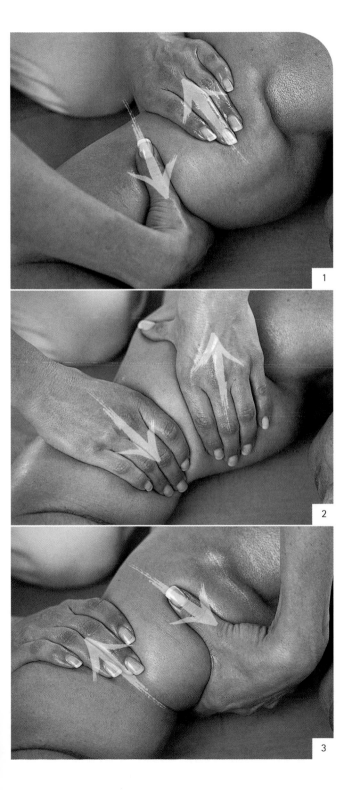

EL RETORCIMIENTO AYUDA a eliminar toxinas de los músculos y pasarlos a la sangre que, a su vez, recibe las toxinas de los órganos de expulsión, como la piel, los pulmones, los riñones, la vejiga y los intestinos.

El retorcimiento se utiliza principalmente en los brazos, las piernas y la espalda. Pase las manos por toda la zona en la que desee trabajar y tire de las manos muy suavemente en direcciones opuestas. Si trabaja en el brazo coloque las manos alrededor del músculo y empuje con una mano mientras tira en dirección opuesta con la otra. A mitad de este movimiento cada mano debe sobrepasar la otra para que puedan alcanzar el lado opuesto de la extremidad. Repita esta caricia por toda la zona, subiendo un poco las manos después de cada movimiento.

Es necesario que las caricias de retorcimiento se realicen de forma lenta y rítmica para que las toxinas no se queden en el músculo. Para asegurarse de que la fricción no resulta incómoda utilice suficiente lubricación.

No haga el retorcimiento en las articulaciones ni lo aplique a niños, personas mayores o muy delgadas, ya que puede ser perjudicial para las fibras musculares delicadas.

1 *Coja el músculo del hombro con ambas manos. Deslice una mano hacia delante apretando firmemente y la otra hacia usted del mismo modo.*
2 *Cada mano debe sobrepasar la otra y llegar al lado opuesto del brazo.*
3 *Descienda por el músculo utilizando este movimiento de rozamiento.*

# El Amasamiento

PARA QUE LOS movimientos o las caricias en zonas grandes como los muslos y las nalgas sean efectivos tiene que utilizar los puños. Cierre el puño y mueva los dedos uno por uno como si tocara el tambor utilizando sólo los nudillos. El amasamiento con los puños es un movimiento contundente; por tanto asegúrese de que el receptor se siente cómodo y no sufre dolores después de hacerlo.

Primero pruébelo sobre usted mismo para saber la presión que ejerce. Siéntese, cierre el puño, apriétese el muslo con los dedos doblados y mueva los dedos uno a uno con bastante rapidez por el músculo del muslo. Fíjese en cómo reaccionan los músculos a la sensación. La fricción genera calor que, al mismo tiempo, conduce a la relajación del músculo, objetivo primordial del ejercicio.

1 *Cierre los puños asegurándose de que toca la piel con la parte central de los dedos. Apriete el músculo con firmeza por la parte posterior del muslo moviendo los dedos, desde el índice hasta el meñique, y avanzando lentamente.*

*Trabaje sobre una zona pequeña trazando círculos y descienda por el músculo.*

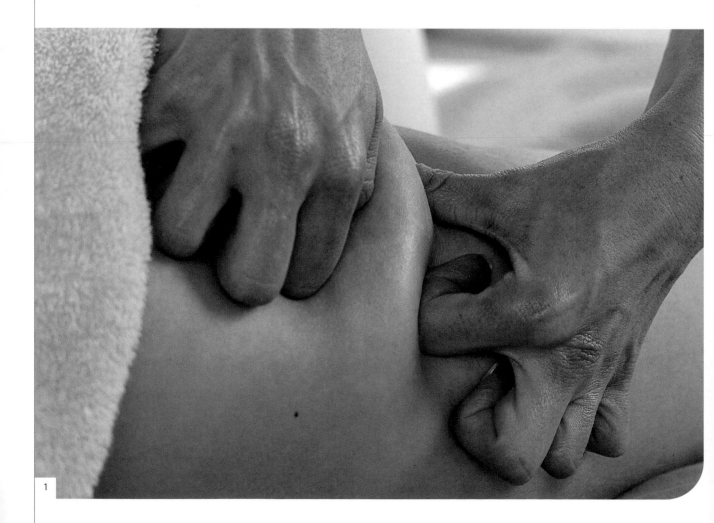

1

# MASAJE DE TEJIDO INTERNO

EL MASAJE DE tejido interno es un término utilizado principalmente por los masajistas deportivos y es una buena descripción del propósito y la función del mismo, ya que se hace para aliviar el dolor muscular de los deportistas. El masaje de tejido interno supone una gran cantidad de fricción y se realiza con la base de la mano, los pulgares y los dedos en la zona donde se encuentran las tensiones más profundas.

Aunque se sabe que un gran número de atletas fuerza los músculos debido a los entrenamientos extenuantes, es posible que el estrés debilitante que se acumula en las capas más profundas del tejido muscular cause dolor. El masaje de tejido interno es un arte, ya que el masajista tiene que ejercer la presión necesaria para sanar el problema sin provocar incomodidad ni hacer que el masaje sea una experiencia desagradable. Si consigue la combinación perfecta, puede aliviar gran parte de la rigidez y el dolor muscular del deportista.

Las caricias del masaje de tejido interno incluyen una técnica de giro del pulgar, que consiste en apretar la carne con el pulgar mientras sube por el músculo o la zona que se esté masajeando y a continuación hacer lo mismo con el otro pulgar. También puede hacer caricias cortas alternando los pulgares rápidamente para conseguir un ritmo acelerado. Este movimiento es vigorizante y relajante a la vez, pero se necesita práctica para conseguir la presión adecuada. De nuevo le aconsejamos que lo pruebe primero sobre usted mismo para comprobar la sensación.

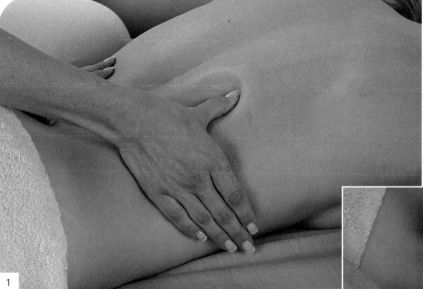

1

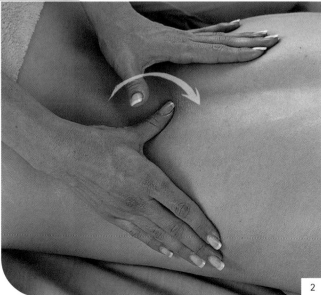

2

1 *Para trabajar el tejido interno alterne los pulgares con la base de las manos presionando el músculo y acariciando con firmeza la zona en la que está trabajando.*

2 *Cuando utilice la técnica de giro del pulgar apriete la carne con un pulgar, deslícelo y luego haga lo mismo con el otro pulgar. Se trata de girar el pulgar en la misma zona para no modificar la posición inicial, de ahí la "técnica de giro".*

# BASE DE LA MANO

LA CARICIA CON la base de la mano se utiliza cuando hay que trabajar una zona grande del cuerpo, normalmente la espalda y los muslos.

Esta caricia es efectiva porque mueve el fluido por el cuerpo que, a su vez, intensifica el drenaje linfático, uno de los objetivos primordiales del masaje (*ver* página 19). La base de la mano también estimula la circulación y, por tanto, aumenta la toma de oxígeno. El aumento del suministro de oxígeno a las células aporta claridad al cuerpo y la mente y produce una sensación de bienestar general.

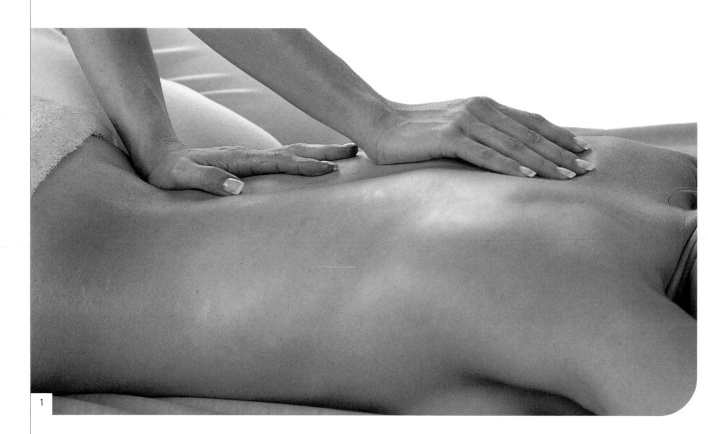

1

### Directo al Corazón

Todas las caricias del masaje están destinadas a mejorar la circulación y por eso deben hacerse hacia el corazón y no en sentido contrario. Una buena circulación estimula el sistema linfático y ayuda a eliminar toxinas de los músculos y las células. Los ganglios linfáticos filtran estas toxinas para evitar que las infecciones se esparzan por la sangre.

1 *Ejerza presión sobre el cuerpo con la base de la mano y suba por el músculo con los dedos siempre en contacto con la piel. La sensación producida por los dedos deslizándose por el cuerpo servirá de suave introducción a una caricia más firme.*

# LA VIBRACIÓN

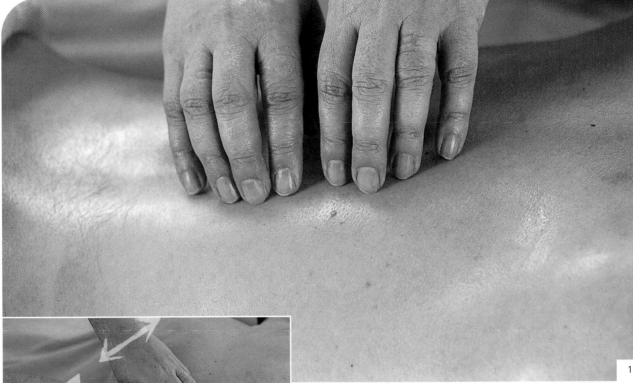

1

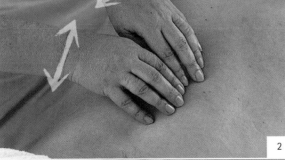

2

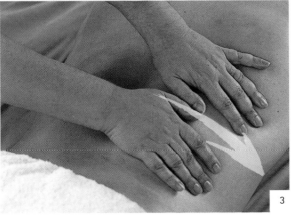

3

LA VIBRACIÓN ES otro movimiento efectivo para estimular el sistema linfático. Se utiliza sobre todo a lo largo de la columna antes de iniciar un movimiento de deslizamiento desde ésta hacia ambos lados del cuerpo. La vibración, más parecida a un estremecimiento que a una sacudida, es una caricia muy sutil y no se puede aplicar durante mucho tiempo.

1 *Coloque los dedos suavemente a un lado de la columna.*

2 *Suba las manos y hágalas vibrar con delicadeza –de forma casi imperceptible y de un lado a otro–, asegurándose de que mantiene las yemas en contacto con la piel.*

3 *Finalice la caricia deslizando las manos hacia abajo y hacia ambos lados del cuerpo con los dedos y las manos sobre la piel.*

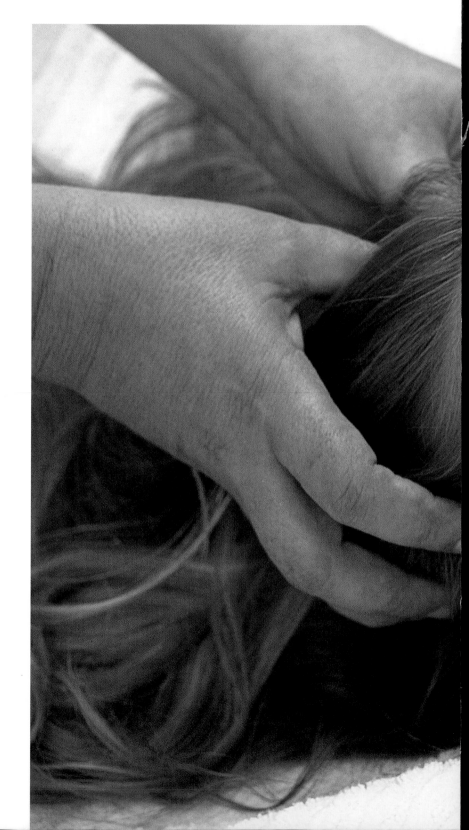

PARA ASEGURARSE DE que
el masaje sea efectivo, es importante
que primero entienda y practique cada
movimiento por separado. Cuando se
sienta cómodo con cada caricia y técnica puede realizar un masaje entero
practicando alguna de las secuencias
existentes.

No obstante, hay tantas secuencias
de masajes como masajistas, por lo que
no debe sentirse obligado a adoptar ninguna estructura o rutina establecida ni a
llevarla siempre a cabo. Cuando haya
aprendido las secuencias separadas en
cada parte del cuerpo las puede unir de
la forma que quiera, pero al principio no
está de más aprender una secuencia de
memoria para que se acostumbre a ella
y disfrute tanto dando masajes como el
receptor recibiéndolos.

*Derecha:* **El masaje de cabeza es a menudo la parte más relajante de toda la
secuencia de masajes.**

# LA SECUENCIA DE MASAJES

# CÓMO EMPEZAR

EL SUELO ES probablemente una buena opción para empezar. Si tiene problemas de espalda es aconsejable que utilice un plinto de masajes o incluso pida al receptor que se estire en una mesa. Aunque pueda parecer extraño, le evitará la molestia de inclinarse, agacharse o arrodillarse. Usted también debe disfrutar la experiencia de dar un masaje y tener dolor de espalda no le proporcionará disfrute alguno.

Si se arrodilla en el suelo busque su propia comodidad. Esto es de suma importancia, ya que si no está cómodo el receptor del masaje se dará cuenta.

Empiece extendiendo un edredón en el suelo. Coja un segundo edredón y colóquelo de modo que una tercera parte del lado más largo cubra el primero, como si estuviera descentrado. Como resultado obtendrá una franja más elevada sobre la que se estirará el receptor y una franja más delgada a los lados sobre la que se arrodillará usted.

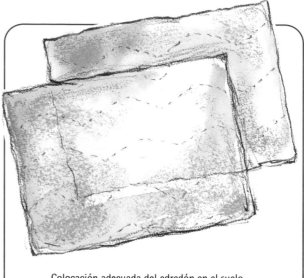

Colocación adecuada del edredón en el suelo.

Se recomienda que ponga una sábana de plástico sobre los edredones y la cubra con una toalla de baño, ya que, por muy experto que sea, es inevitable que en algún momento pueda tirar una botella o un recipiente de aceite.

Por esta misma razón es aconsejable que utilice una botella de plástico de cuello estrecho, para que el líquido que haya dentro de la botella no estropee los edredones.

Los aceites de esencias no deben guardarse en recipientes de plástico cuando estén concentrados, pero sí se suele hacer cuando estén mezclados con el aceite portador.

## TOALLAS Y MANTAS

La relación que tenga con su pareja determinará que la persona se desvista del todo durante el masaje o se deje puesta la ropa interior. En cualquier caso necesitará dos toallas de baño, una para poner debajo del receptor y otra para cubrirle. También necesitará dos toallas de mano, una de las cuales le será de gran utilidad si quiere cubrir el cabello del receptor cuando realice el masaje de cara.

---

### CONTRAINDICACIONES del masaje

Es importante que el masajista lleve las uñas cortas y que tanto éste como el receptor se quiten todas las joyas. Hay otras contraindicaciones que son importantes tener en cuenta. No debe hacer masajes:

☐ sobre tejido recién cicatrizado

☐ sobre venas varicosas

☐ sobre quemaduras, infecciones cutáneas o sarpullidos

☐ a personas que tengan hongos, a menos que se mantenga alejado de los pies. Los hongos son contagiosos, por lo que tendrá que cambiar las toallas de baño y demás utensilios después del masaje

☐ a personas en estado febril

☐ a personas con alteraciones cardiovasculares

☐ a personas que tengan flebitis o trombosis

## Actitud

La actitud del masajista es de gran importancia. Una vez haya comprobado que está relajado, fíjese en la situación física del masaje. Debe haber creado la atmósfera adecuada con los colores y la música adecuados. El contestador automático debe estar encendido y la habitación caliente y en penumbra, a ser posible iluminada con la vela del quemador e impregnada de una fragancia relajante. Calcule al menos una hora y media para un masaje de cuerpo entero, pero no sea demasiado estricto al respecto: si sólo tiene una hora podrá hacer la mayor parte del masaje y si sólo tiene media es mejor hacer un masaje de espalda que nada.

## Comodidad

Cubra al receptor con una toalla de baño caliente y asegúrese de que está cómodo. Tal vez quiera colocar una toalla enrollada debajo de las rodillas, ya que de este modo se elimina la presión y aumenta el bienestar de la zona lumbar. También puede colocar un cojín debajo de la cabeza.

Vale la pena dedicar un minuto o dos antes del masaje a comprobar que el receptor se siente cómodo. Si el masaje empieza con molestias acabará también con molestias.

Pídale a su pareja que se tumbe boca arriba. Si trabaja en el suelo arrodíllese de cara a los pies, y si lo hace sobre una mesa quédese de pie también de cara a los pies.

## Contacto Consciente

Coloque las manos suavemente sobre los pies con las palmas tocando la punta y las yemas de los dedos en el pliegue del pie a la altura del tobillo. Relaje la mente. Escuche la música un momento. Sienta la energía del cuerpo de su pareja con las manos.

Ahora puede doblar hacia atrás la toalla de baño que cubre a su pareja hasta las rodillas. A continuación, con la mano izquierda en la punta del pie y la derecha agarrando el talón, tire del pie hacia sí con mucha suavidad. Repita este movimiento dos veces con cada pie.

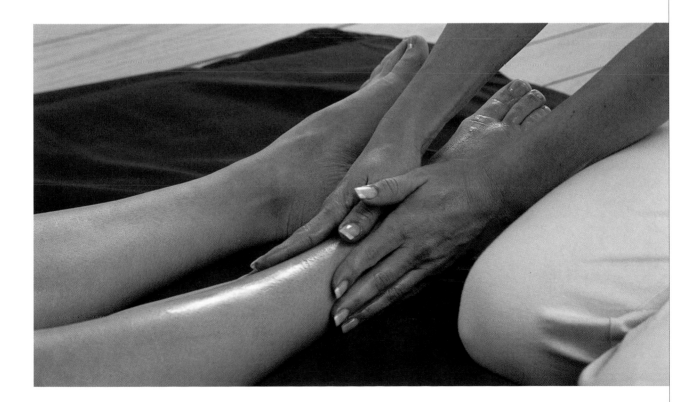

# El Pie

## Aplicación del Aceite

Retire las manos del pie, vierta la mezcla de aceite en la palma de su mano y frótela con la otra teniendo en cuenta no utilizar demasiado aceite. Esparza el aceite por los pies de manera uniforme y que cubra todo el pie. Si utiliza polvos o maicena en lugar de aceite, sacuda un poco las manos y siga el mismo procedimiento.

## Estiramiento de la Parte Superior de la Planta del Pie

Cierre un puño y, mientras sostiene la parte superior de un pie con la otra mano, apriete la parte superior de la planta [a]. De este modo, el pie se estira por una parte que apenas lo hace durante el día. No lo haga con demasiada suavidad, ya que el pie, al tener que soportar todo el peso corporal, es bastante fuerte. En este sentido es mejor que se decante por la fuerza y no por la precaución. Pregunte al receptor del masaje cómo se siente y él le dirá si está apretando demasiado. Algunas personas han dejado los masajes después de recibir uno demasiado fuerte.

## Arco del Pie

Coloque ambos pulgares en la parte interior de la planta del pie izquierdo y los demás dedos en la parte superior del pie. Luego retuérzalo por partes moviendo las manos en direcciones opuestas [b]. Haga lo mismo con el otro pie.

## Parte Superior del Pie

Trabaje la curva que hay entre los huesos de la parte superior del pie desde las yemas de los dedos hasta la mitad del pie, donde el arco se acentúa, con el movimiento de avance del pulgar conocido como el "avance de la oruga" [c]. Cuando llegue a la parte superior del pie deslice el pulgar hasta el tobillo y luego hasta la siguiente curva que hay entre los dedos.

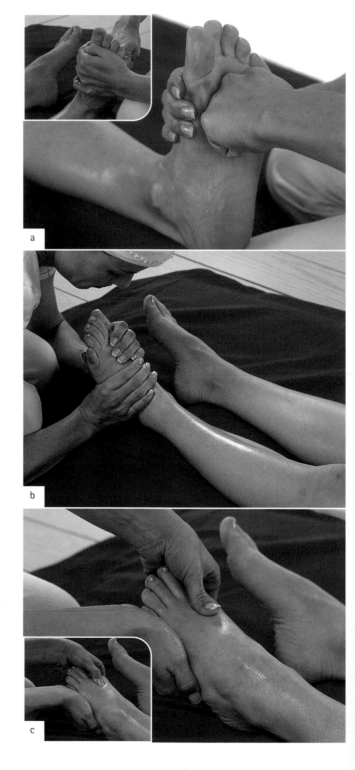

## Estiramiento de los Dedos

Cuando haya acabado con la parte superior del pie coja los dedos uno por uno y estírelos con suavidad hacia sí d. Prosiga con el giro de los dedos.

## Giro de los Dedos

Coja los dedos uno por uno y gírelos con toda suavidad, primero en el sentido de las agujas del reloj y luego a la inversa, al tiempo que los mantiene estirados.

## Rotaciones del Pie

Sujete la parte superior de un pie alrededor de los dedos y, mientras sostiene el tobillo con la otra mano, gire todo el pie e. Algunas personas acostumbradas a los masajes tendrán una inclinación natural a hacer este movimiento por sí solas. Intente que relajen el pie y el tobillo para que pueda realizar el movimiento por ellas, pero no insista. Si dedica demasiado tiempo a la "guerra del estiramiento" se desviará del objetivo del masaje.

## Estiramiento del Pie

Coloque los dedos sobre la línea longitudinal del centro del pie y con las palmas de las manos junto a la parte exterior f. Estire el pie suavemente con los nudillos mientras ejerce una leve presión con las yemas de los dedos. Repita este movimiento dos veces con cada pie. De este modo, el pie se estira por una parte que apenas lo hace en situaciones normales. Se conoce como el movimiento más relajante de la secuencia del pie, ya que abre los meridianos del pecho y el corazón y agiliza la circulación de la energía de estas zonas (*ver* página 90 sobre "Reflexología").

## Tirones del Pie

Sosteniendo el tobillo con una mano y el talón apoyado en la otra, estire el pie suave pero firmemente hacia usted g y repita el movimiento dos veces con cada pie. En este momento es aconsejable doblar la toalla de baño entre las piernas cubriendo la zona de las ingles para evitar que el receptor se sienta incómodo.

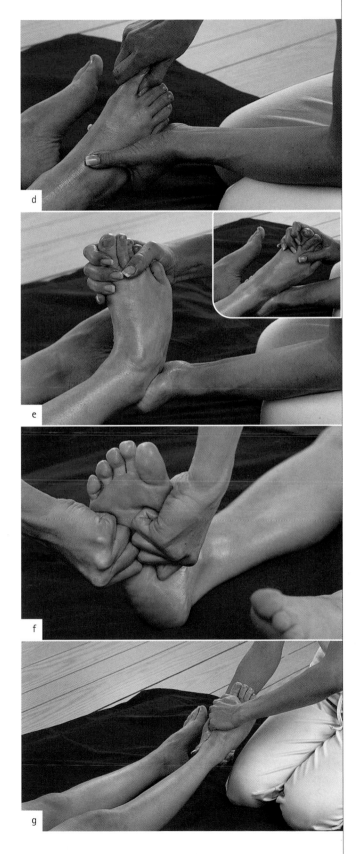

d

e

f

g

# La Pierna

## Ascenso por la Pierna

Una vez haya acabado con los pies échese más aceite en las manos. Deslice las manos hacia la parte superior de la pierna izquierda sirviéndose del movimiento para esparcir el aceite suavemente por la piel. Utilice caricias de rozamiento, con los dedos de la mano derecha hacia el interior de la pierna, y deslice las manos hasta la rodilla. Separe las manos con delicadeza, coloque los dedos alrededor de la rótula y lleve de nuevo las manos al pie con un leve movimiento de plumeo. Repita este ejercicio rítmicamente siete veces aproximadamente en cada pierna.

A continuación sitúese en el lado derecho del receptor, siéntese de cara a la parte inferior de la pierna y aplique más aceite en caso necesario. Rodee el músculo de la pantorrilla con los dedos y haga rotar los pulgares a ambos lados de la espinilla [a]. Cuando llegue a la rodilla deslice los pulgares alrededor de la rótula [b], entrecrúcelos en un movimiento rápido y vuelva hacia la rótula y el tobillo.

Al parecer retenemos inconscientemente cierta cantidad de estrés en los músculos. Ahora es el momento de demostrar al sistema nervioso involuntario que puede confiar en usted. Es posible que su pareja le haya mostrado su confianza, pero el sistema nervioso involuntario también tiene que acostumbrarse a su tacto y las primeras caricias son muy importantes para que el receptor disfrute todo el masaje.

## Parte Superior de la Pierna

Con las manos en sentidos opuestos deslícelas hasta la parte superior del muslo y vuelva a bajarlas por el lado del muslo hasta la rodilla y con los pulgares en lo alto del músculo. Deténgase al pasar por encima de la rodilla. Repita este movimiento siete veces con cada pierna, estirando levemente con las yemas de los dedos a medida que desciende por la parte exterior de las piernas [c].

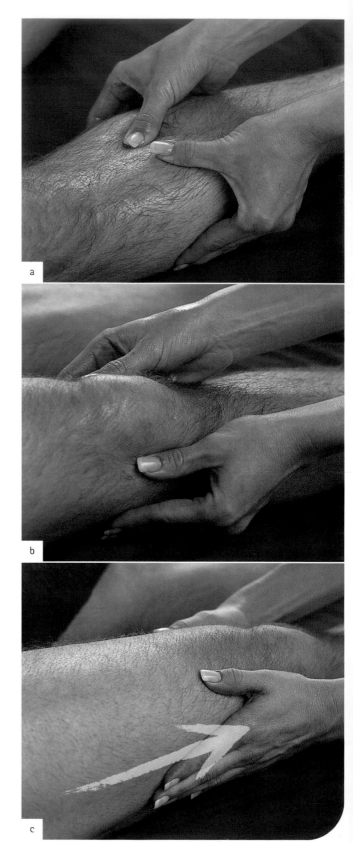

a

b

c

## Parte Interior del Muslo

Doble la pierna del receptor hacia arriba y coloque la mano izquierda por encima de la rodilla. Sujete la pierna con la otra mano y deslícela desde el interior de la rodilla, pasando por el muslo, hasta llegar a la ingle con una suave caricia de rozamiento d . Repita este movimiento volviendo hacia la rodilla con un movimiento de plumeo. A continuación vuelva a la ingle con una suave caricia. Este movimiento ayuda a drenar el fluido linfático de los ganglios de la ingle. Cuando se dirija a la ingle tenga en cuenta que puede ser una zona sensible y trate a su pareja con respeto e .

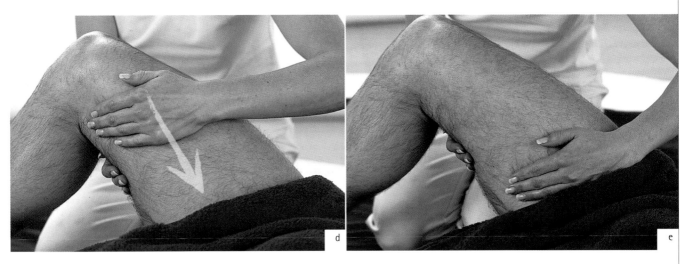

d

e

## Masaje de Pantorrilla

El momento adecuado para hacer un masaje en la pantorrilla es cuando la pierna está doblada. Deslice la palma de la mano desde el tobillo hasta la parte posterior de la rodilla f . Coloque primero una mano y luego la otra en esta parte hasta crear un cierto ritmo g .

Repita este movimiento al menos siete veces en la pierna derecha. Colóquese al otro lado del receptor y siga el mismo procedimiento con la otra pierna. Vuelva a repetirlo siete veces. Poco a poco estire de nuevo las piernas del receptor, que se quedará boca arriba.

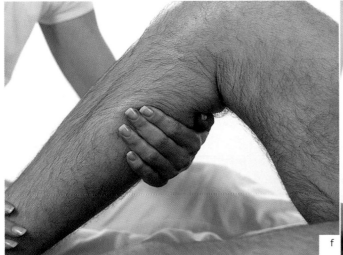

f

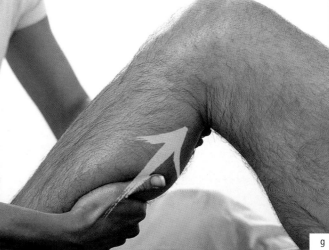

g

# Masaje de Manos y Brazos

Utilizamos las manos y los brazos para casi todo lo que hacemos, de modo que éstas son probablemente las partes más estresadas del cuerpo. Como los pies, las manos contienen gran cantidad de ramificaciones nerviosas sensoriales y tienen muchos puntos que se pueden controlar a través de la reflexología. Por tanto, un masaje de manos es uno de los tratamientos más liberadores y relajantes que se pueden aplicar, ya que suaviza y alivia las ramificaciones nerviosas.

## Masaje de Manos

Vierta aceite en una de sus manos y frótela con las manos del receptor. Gire las manos para que las palmas de éste miren hacia arriba. Coloque un dedo entre el anular y el meñique de su pareja y otro entre el pulgar y el índice ⬚1, y estire los dedos del receptor con mucha suavidad para que la palma se abra. Una vez haya hecho esto, realice un masaje en el centro de la palma con ambos pulgares frotando suavemente en dirección a la muñeca ⬚2.

Seguidamente gire la mano del receptor. Coja los dedos uno por uno, sosténgalos con firmeza y estírelos sin que los nudillos lleguen a crujir ⬚3+⬚4. Cuando estire un dedo deslice su pulgar e índice por la yema de los dedos del receptor y gírele ligeramente la mano. Este movimiento elimina toda la energía negativa que se haya podido acumular en los dedos y también puede servir para relajarle las manos.

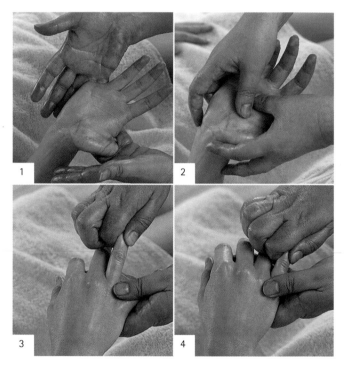

## Parte Superior de las Manos

Ahora puede proceder al avance de la oruga entre los huesos de la parte superior de la mano. Avance con el pulgar por las curvas de los huesos de la mano hasta la muñeca y deslícelos en dirección a la base de los dedos hasta llegar a la siguiente curva ⬚5.

A continuación coloque una mano a cada lado del brazo, junto a la muñeca. Mueva su mano rápidamente de arriba abajo y sacuda la del receptor de un lado a otro. Este ejercicio permitirá la relajación absoluta de la mano.

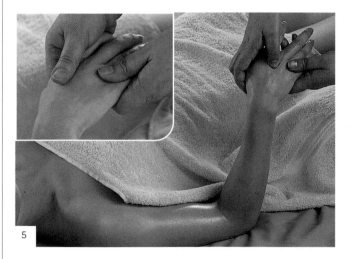

## Masaje de Brazo

Sujete el brazo con una mano por debajo del codo, vierta aceite y
espárzalo por todo el brazo, desde donde se une con el hombro
hasta la muñeca. Si está arrodillado en el suelo mientras da el
masaje, puede apoyar el brazo del receptor en su pierna. Con los
dedos que sostienen el brazo mirando hacia dentro deslice la
palma de la mano hasta el codo y vuelva a la muñeca con un
movimiento de plumeo a ambos lados del brazo a .

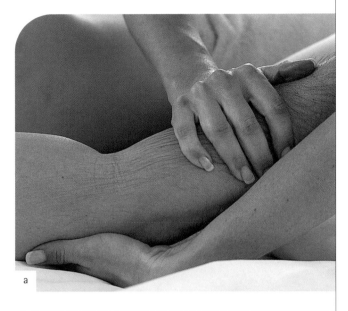

a

## Movimiento de Drenaje Linfático

Con la palma de la mano y el meñique hacia el interior del codo
de su pareja deslice la mano suavemente por el pliegue del codo. Los ganglios linfáticos están situados aquí y agradecerán un
suave masaje. Repita este movimiento al menos tres veces con
cada brazo b .

Luego, con un movimiento ligero, levante el brazo y siga deslizando la mano por el interior del mismo hasta la axila con un leve plumeo al volver a la muñeca. Realice este movimiento tres
veces en cada brazo.

## Caricias en el Brazo con el Pulgar

Coloque el brazo de su pareja sobre la toalla y rodéelo con la
mano de modo que los pulgares queden dentro. Imagine que hay
una costura en el centro del brazo y, mientras los pulgares se
deslizan hacia ella c , apriete suavemente el músculo hasta alcanzar el codo. Frote el pliegue del codo con los pulgares y haga
un plumeo hacia abajo d .

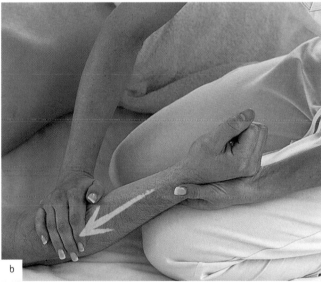

b

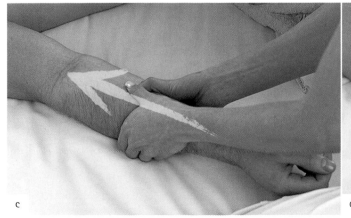

c

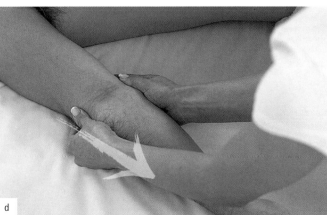

d

## Masaje de la Parte Superior del Brazo

Los músculos deltoides (hombro) y los bíceps (parte superior del brazo) suelen acumular tensión y están bien desarrollados en las personas que realizan trabajos manuales o trabajan con pesos. Esto puede presentar dificultades cuando se trabaje en estos músculos y es posible que se necesite más presión de lo normal. Sin embargo, no los fuerce y pregunte siempre al receptor para asegurarse de que se siente cómodo con la presión que ejerce sobre él.

El retorcimiento [a] es adecuado para esta zona, ya que funciona al revés de las fibras musculares (contracción y extensión) y, por tanto, elimina una gran cantidad de tensión. Coloque la mano que tenga fuera por encima del codo del receptor con los dedos en la parte interior del brazo. Luego coloque la otra mano un poco más arriba. Deberá sujetar, o rodear, el músculo con ambas manos. "Empuje" el cuerpo con una y "estire" hacia usted con la otra mediante la técnica del retorcimiento. Repita este movimiento tres veces por todo el brazo hasta llegar al hombro.

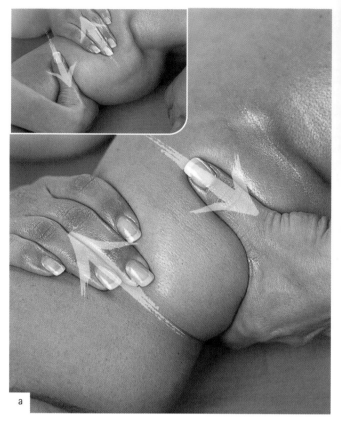

a

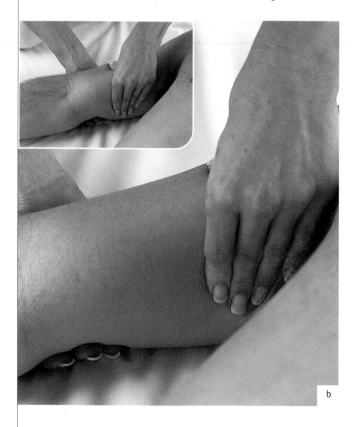

b

## Círculos con el Pulgar en la Parte Exterior del Brazo

Coloque el brazo del receptor sobre la toalla. Sujete el codo con una mano y con la otra rodee la parte interior del brazo, con el pulgar en la parte exterior. Trace círculos con el pulgar hasta alcanzar el hombro [b]. De este modo sentirá las partes sensibles de los músculos. Si nota una zona rígida, haga girar el pulgar moderando la presión hasta que sienta cómo se relaja el músculo. Realice un plumeo desde el hombro hasta las yemas de los dedos. Repita este movimiento tres veces.

## Para Llegar al Otro Brazo

Deslice las manos por el pecho para no perder el contacto y derrame aceite sobre el otro brazo. Repita tres veces la secuencia de círculos con el pulgar que se describe más arriba.

# MASAJE DE CABEZA

DESPUÉS DE HABER ascendido por el cuerpo se encuentra en situación de empezar a trabajar en la cabeza. Como el cerebro es el centro de control de nuestras mentes constantemente activas, para muchas personas un masaje de cabeza es un verdadero desafío y el punto álgido de la rutina de masajes. Ésta es la única zona de masajes a la que no aplicamos aceite.

La caricia de transición a la cabeza se hace deslizando las manos hacia la garganta, teniendo en cuenta no ejercer presión sobre la misma. Deslice los dedos por la clavícula y alrededor de la parte superior de los hombros hasta llegar a la parte posterior del cuello. Deténgase un momento con los dedos a ambos lados de la columna. Éste es un movimiento excepcional que no permite repeticiones.

Coloque una toalla enrollada debajo del cuello para que el receptor sienta la cabeza libre y en una postura cómoda. Levante la cabeza y "estire" el pelo con suavidad o acaricie el cuero cabelludo desde la base del cuello a ambos lados de la cabeza hasta la coronilla. Repita este movimiento tres veces.

## MASAJE DEL CUERO CABELLUDO

Coloque una mano a cada lado de la cabeza, sobre la raíz del cabello que cubre las sienes, y dirija los dedos hacia la coronilla con pequeños movimientos circulares ⬛1⬛.

A continuación, vuelva a deslizar los dedos hacia la raíz del pelo ⬛2⬛. Repita este movimiento tres veces. Si sintiera tensión en el cuero cabelludo, alíviela concentrándose en esa zona en particular durante el proceso de masajes.

Sitúe las palmas de las manos a cada lado de la coronilla, entrelace los dedos en la parte superior de la cabeza y apriete el cuero cabelludo con suavidad ⬛3⬛. Mantenga esta postura unos 30 segundos y aparte las manos lentamente. Compruebe si puede mover la piel del cuero cabelludo. Para hacerlo coloque las palmas a lo largo de las sienes y realice un movimiento circular, moviendo de este modo gran parte de la piel ⬛4⬛. Repita el ejercicio hasta que crea que el cuero cabelludo está relajado.

## MOVIMIENTOS DE NUDILLOS

Cierre un puño y extienda los dedos dejando espacio entre ellos. Haga vibrar los dedos mientras las articulaciones inferiores de los nudillos se mueven por el cuero cabelludo.

Empiece por encima de las orejas y avance lentamente hacia la coronilla. Cuando los nudillos alcancen la parte superior del cuero cabelludo extienda los dedos hacia las orejas y vuelva a apretar la cabeza con suavidad. Repita este movimiento tres veces.

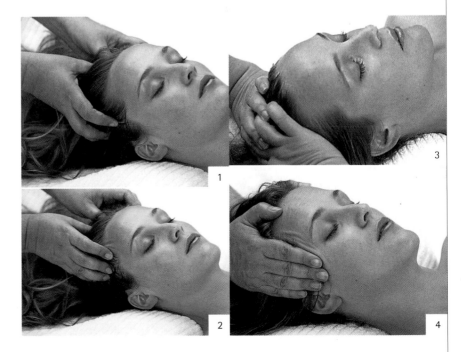

# La Cara

## Masaje de Cara

Esparza aceite por las mejillas y la frente con las palmas de las manos. Coloque las manos sobre la frente con los dedos en sentidos opuestos y las manos lo más cerca posible de las sienes.

Seguidamente avance con máxima suavidad hacia la parte superior de las orejas, levantando las palmas de la frente pero no los dedos. Repita este movimiento tres veces.

A continuación realice un plumeo desde la barbilla hasta las orejas sólo con las yemas de los dedos. Coloque un dedo anular sobre cada sien y manténgalos ahí un instante.

La siguiente secuencia parece una danza y debe ejecutarse con ritmo:

1. Ejerza una leve presión en el punto situado entre la boca y la barbilla con un anular encima del otro.
2. Desplace un dedo a cada lado de la boca ejerciendo la misma presión.
3. Deslice los dedos hasta un punto a cada lado de la nariz y apriete suavemente.
4. Deslice los dedos hasta un punto paralelo a los ojos, es decir, un dedo en línea con la parte exterior de cada ojo.
5. Lleve ambos dedos al centro de la frente, sobre la zona del "tercer ojo".
6. Deslice los dedos hasta que queden en línea con las pupilas, sobre la frente y justo encima de las cejas, y ejerza una ligera presión.
7. Deslice las manos hasta el punto de partida de la barbilla. Repita esta secuencia tres veces.

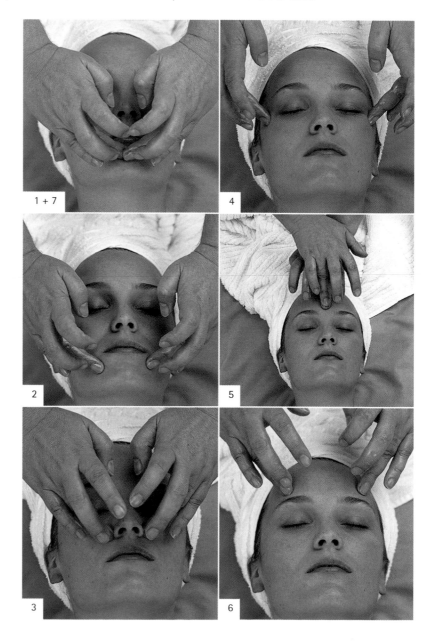

1 + 7

4

2

5

3

6

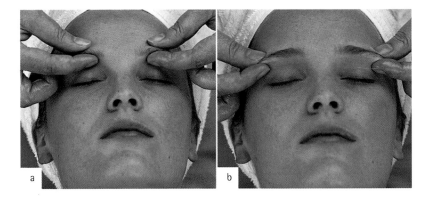
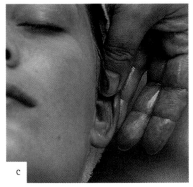

## Pinzamiento de las Cejas

Después de la anterior secuencia se puede realizar un "pinzamiento" de cejas. Coloque el pulgar y el índice sobre el extremo interior de las cejas [a]. Sujételas con delicadeza y pellízquelas por partes hasta llegar al otro extremo [b]. Deslice los dedos por la frente y repita el pinzamiento. En el último pellizco puede deslizar las manos hacia las orejas.

## Las Orejas

Póngase un poco de aceite en los dedos y frote suavemente las orejas con ambas manos [c]. Pellizque el borde exterior de las mismas desde la parte superior hasta el lóbulo y presiónelas hacia atrás con delicadeza. Cuando acabe con las orejas estire ligeramente el lóbulo y desplace las manos hacia el cuello.

## El Cuello

Los humanos responden al estrés de una forma muy parecida a la de los animales: cuando un gato se asusta arquea la espalda, a un perro se le eriza el pelo del lomo, un caballo corcovea y los humanos levantan o encorvan los hombros tensando los músculos de la espalda y el cuello. Por tanto, un masaje de cuello puede eliminar mucha tensión.

Junte las yemas de los dedos sobre la base del cuello e incline la cabeza hacia atrás con suavidad, sosteniendo el peso de la misma con ambas manos. Es una buena forma de estirar el cuello. Deslice las manos hasta el hombro manteniendo los pulgares en la espalda y los demás dedos en la parte frontal de los hombros, junto a la clavícula.

Todavía mirando hacia la cabeza de su pareja y con las manos sobre los hombros, apriételos aumentando la presión progresivamente. Esta sensación produce gran placer. Sin ayuda resulta difícil realizar este movimiento o bajar los hombros hasta este punto.

Desplácese hasta el cuello, coloque un puño cerrado a cada lado y extienda los dedos para que la articulación del medio de cada mano toque la piel del cuello de su pareja. Ejerza presión moviendo los dedos uno a uno y de forma rítmica hasta que haya cubierto todo el músculo del cuello.

## Giro de Cabeza

Para realizar un giro de cabeza en el receptor del masaje, siga estas instrucciones. Abra la mano derecha, deslícela por debajo de la cabeza, levántela con suavidad y gírela hacia la derecha. Coloque la mano izquierda sobre el hombro y apriételo ligeramente. De este modo notará la fuerza del tendón que sostiene la cabeza sobre el cuello. Doble el dedo índice izquierdo y sujete el tendón con el índice y el pulgar. Apriete suavemente el tendón moviendo la mano por el cuello hacia la cabeza. Deslice los dedos hacia el hombro y repita este movimiento tres veces.

Gire la cabeza hacia la izquierda y repita la secuencia indicada en el tendón del lado derecho del cuello.

Para finalizar, gire la cabeza hacia arriba y haga rotar el dedo corazón en la frente con suavidad. Si a estas alturas el receptor del masaje ya ha pasado a un estado de relajación absoluta, siendo una posibilidad el que éste se haya dormido, espere hasta que abra los ojos para continuar.

# El Torso y el Abdomen

SITÚESE A UN lado del receptor. Esparza aceite por el abdomen y el pecho 1. Mueva ambas manos hasta hacerlas coincidir en medio del pecho y coloque una sobre otra a la altura del esternón 2.

Deslice las manos por el esternón, hacia fuera, a lo largo de las costillas y hacia los lados 3 + 4, asegurándose de que los brazos del receptor están ligeramente separados del cuerpo, y descienda por el cuerpo con los dedos en un movimiento de plumeo 5. No lo haga con demasiada suavidad. Se trata más de estirar que de un plumeo y si no ejerce la presión suficiente sobre los lados pue-de hacer cosquillas, que no es la intención en estos momentos. Repita el ejercicio dos veces y colóquese en la parte derecha.

Mire hacia la cabeza y póngase de pie o arrodíllese a la derecha de su pareja, junto a la cadera. Échese aceite en las manos y coloque una a cada lado del ombligo con los pulgares por debajo del mismo y los índices por encima, de modo que obtenga un espacio alrededor del ombligo con una forma parecida a la de un diamante 6.

> **Recuerde:** A muchas personas no les gustan los masajes en el abdomen. Aquí se incluyen de forma opcional.

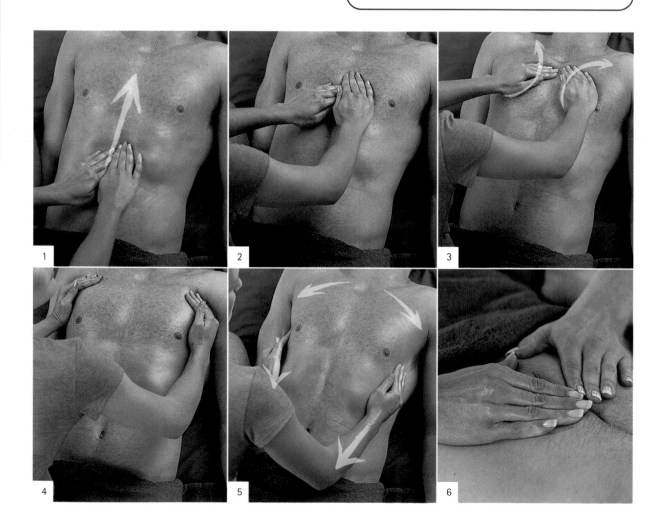

1  2  3

4  5  6

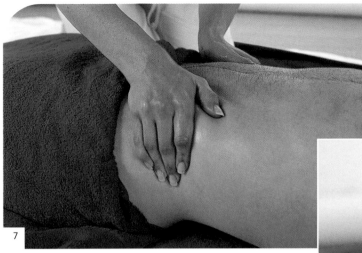

7

Deslice las manos hacia los lados a la altura de la cintura y cubra la zona de aceite. Vuelva a pasar las manos desde el abdomen hasta el ombligo. Repita la acción tres veces, cada vez levantando la piel un poco más que la anterior, hasta que al final casi pueda levantar el cuerpo 7 + 8.

Deslice los dedos por el estómago y realice suavemente pequeños movimientos circulares con los tres primeros dedos alrededor de la zona del estómago.

Coloque las manos por encima del hueso pubiano –todavía en el abdomen–, en la parte derecha del cuerpo. Utilice ambas manos para trazar pequeños movimientos circulares por la zona del colon (justo debajo del ombligo) de forma alternativa y como si dibujara un ocho. Persista en el movimiento y asegúrese de que las manos no pierden contacto con el cuerpo.

Acaba de masajear la zona donde se encuentra el colon. Es importante hacerlo en la dirección del mismo, es decir de derecha a izquierda, de lo contrario podría transmitir aire y toxinas al colon que se traducirían en posteriores dolores e incomodidad. El masaje en esta zona es sumamente relajante, pero es desaconsejable en caso de colon espástico o síndrome de irritación intestinal.

Realice este masaje intestinal tres veces, teniendo en cuenta sobre todo la zona de la vejiga, ya que es incómodo sentir presión en la misma.

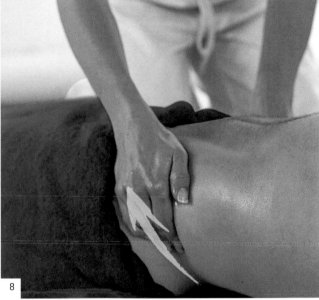

8

Para finalizar el masaje abdominal échese más aceite en las manos y colóquelas sobre el abdomen inferior, con la base de las manos por encima del hueso pubiano y los dedos apuntando hacia la cintura. A continuación ejerza una presión moderada con la base de las manos, deslícelas hacia el ombligo y bájelas hacia ambos lados por encima de las caderas. Repita el movimiento tres veces.

Cuando haya finalizado el masaje abdominal pida al receptor que se dé la vuelta para que pueda continuar con la secuencia de masajes y centrarse en las piernas y la espalda.

Mantenga la toalla sobre el cuerpo del receptor para que no se enfríe y evite la conversación en este momento. Su pareja debe estar tan relajada como sea posible, para obtener el máximo beneficio.

# Masaje de Piernas

LAS PIERNAS SON otra de las zonas con más tensión del cuerpo, sobre todo en aquellas personas con una forma de vida poco sedentaria. Soportan constantemente el peso corporal y, por tanto, se benefician en gran medida de una buena sesión de tratamiento. Cuando haga un masaje de piernas trabaje contra la gravedad y lejos de la inclinación natural de las mismas cuando están estiradas. Esta novedosa sensación comporta un movimiento efectivo de los fluidos del cuerpo. Un momento especialmente bueno para un masaje de piernas es después de hacer ejercicio, ya que el masaje eliminará el exceso de fluidos de la inflamación o hinchazón del tejido muscular, aliviando cualquier incomodidad que pueda haber surgido en consecuencia.

Para empezar este masaje sitúese a la derecha de su pareja, a la altura de las piernas y con las rodillas en línea con las del receptor.

## La Parte Posterior de las Piernas

Esparza aceite por los pies y las pantorrillas extendiendo la mano por la planta y luego hacia arriba con caricias de rozamiento. De cara a la pantorrilla derecha y haciendo presión con la palma de la mano, acaricie la pierna hacia arriba. La parte de la mano donde se encuentra el meñique debe mirar hacia la cabeza y la del pulgar hacia los pies mientras avanza hasta la rodilla.

Levante la parte inferior de la pierna, sujétela con una mano y realice la misma caricia en el pliegue de la rodilla 1. Repítalo tres veces. Baje la pierna y deslice la mano por el muslo hacia la nalga. Deslice la mano hacia atrás a ambos lados del muslo con un movimiento de plumeo.

## Masaje de Pantorrillas

Sujete la pantorrilla con firmeza entre los pulgares y el resto de los dedos y estire el músculo hacia arriba con delicadeza. Repita este movimiento con la otra mano para establecer un ritmo de masaje entre la parte superior de la pierna y la rodilla, baje de nuevo al tobillo y amase la pantorrilla varias veces antes de volver a bajar.

Después de amasar el músculo de la pantorrilla encuentre una "costura" en la zona del tendón de Aquiles, en medio de dicho músculo, donde estaría la costura de unas medias. Deslice esta costura hacia arriba con las yemas de los dedos 2, una mano inmediatamente después de la otra y creando un ritmo continuo avanzando por la pierna hasta la nalga. Ejerza una suave presión sobre el pliegue de la nalga y vuelva al pie utilizando los dedos para hacer un plumeo a ambos lados de la pierna 3. Repítalo tres veces.

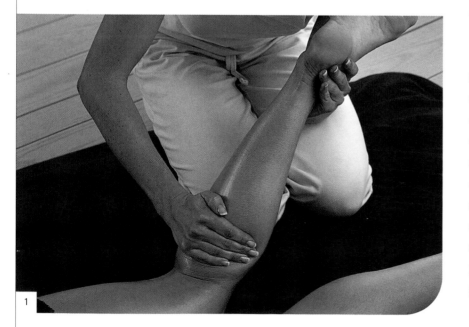

1

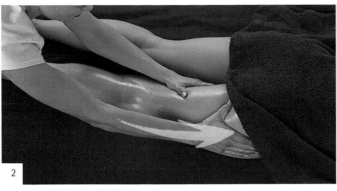

2

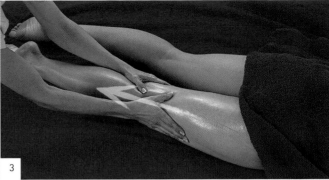

3

## DESLIZAMIENTOS POR LA PIERNA

Coloque los pulgares en sentidos opuestos sobre la "costura" central de la pantorrilla. Los dedos deben apuntar hacia la toalla del suelo. Deslice las manos por la pantorrilla en dirección al pliegue de la parte posterior de la rodilla suavizando la presión a medida que se acerca al muslo, donde la pierna se ensancha y tendrá que extender las manos y seguir deslizándolas hacia arriba. Cuando llegue a la parte superior de la pierna, separe ligeramente los dedos y realice un plumeo bajando de nuevo por ambos lados de la pierna.

Repita este movimiento tres veces. Esta acción contribuye al drenaje linfático moviendo fluidos hacia los ganglios que hay detrás de las rodillas y en la parte superior de la pierna. Al aumentar la circulación las toxinas son expulsadas del cuerpo.

## RETORCIMIENTO DE LA PIERNA

Coja el músculo con toda la mano y retuérzalo con una mientras lo estira con la otra a. Ascienda por la pierna de la misma manera y vuelva a bajar a los pies con un movimiento de plumeo.

## AMASAMIENTO

Sujete el músculo de la pantorrilla con ambas manos y apriételo con suavidad alternando las manos de forma rítmica: apriete con la mano izquierda, suelte, apriete con la mano derecha, suelte, etcétera b. Primero trabaje sobre la pantorrilla, suba por la parte exterior del muslo y luego por la interior, empezando por encima de la rodilla.

Para una suave transición a la espalda haga un leve rozamiento en la pierna antes de subir a la espalda.

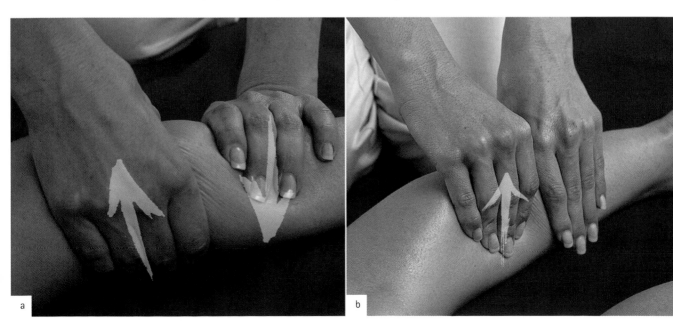

a

b

# La Espalda

La RUTINA DE la espalda es muy importante en un masaje, ya que la mayor parte del estrés se acumula en los músculos de esta zona. De los doce grupos musculares más grandes de la espalda el músculo trapecio y el dorsal mayor son probablemente los que trabajan más duro. El trapecio, que cubre la espalda y los hombros, se utiliza para levantarse, sentarse y casi todos los movimientos del cuerpo. El dorsal mayor es el músculo más grande de la espalda y se extiende desde la axila hasta la zona lumbar. Este músculo es el responsable del dolor de lumbago y, por extraño que pueda parecer, un masaje de espalda a menudo ayuda a eliminar el dolor de esta zona. Si tiene el tiempo limitado, este masaje es el mejor que puede hacer.

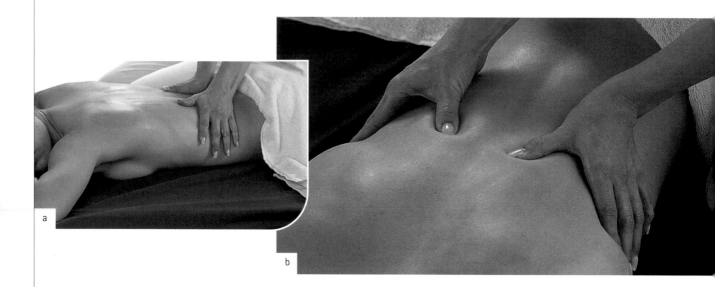

## Aplicación del Aceite

Póngase aceite en las palmas y colóquelas sobre la zona lumbar del receptor [a]. Recuerde que el aceite se debe aplicar al receptor y evitar la tendencia a esparcirlo por sus manos. Coloque la base de las manos cerca de la columna, deslícelas por la espalda y los hombros, y vuelva a la zona lumbar utilizando toda la mano. Repita estos movimientos de rozamiento hasta cubrir la espalda entera de aceite.

Gire las manos con los dedos apuntando hacia la columna. Repita la secuencia anterior añadiendo más aceite si lo considera necesario.

## Avance del Pulgar por la Espalda

Coloque los pulgares en sentidos opuestos sobre las vértebras. Mantenga un ritmo a medida que los desliza hacia arriba, uno a cada lado de la columna [b]. Deslice uno, deténgase, deslice el otro, hágalo coincidir con el primero, deslice otra vez el primero, deténgase, deslice el otro hacia arriba hasta coincidir con éste, etc. Haga todo esto con ritmo y relajará al receptor inmediatamente.

Realice esta caricia a ambos lados de la columna, primero el derecho y luego el izquierdo. Repita toda la secuencia lenta y rítmicamente tres veces. Si sabe con certeza que el receptor está disfrutando, puede repetirla tanto como quiera.

## CÍRCULOS EN LA ESPALDA

Con una mano a cada lado de la columna, pero a unos 5 cm de la misma, y de nuevo utilizando los pulgares, realice un masaje desde la zona lumbar hasta los hombros 1. Puede hacer rotar los pulgares, el derecho en sentido de las agujas del reloj y el izquierdo a la inversa. Deslice las manos lentamente hacia arriba y vuelva a la base de la columna con un movimiento de plumeo. Repita el ejercicio tres veces. Cuando llegue a los hombros preste mucha atención al músculo tenso que hay en la parte superior de los hombros, ya que requiere un esfuerzo especial.

## DESLIZAMIENTOS LARGOS CON EL PULGAR

Ascienda con el pulgar por los músculos que hay junto a la columna 2 hasta alcanzar los hombros y vuelva a bajar con todos los dedos en dirección a la zona lumbar hasta detener las manos en la base de la columna. Repita esta caricia asegurándose de que trabaja los músculos que hay a ambos lados de la columna. Cuando haya trabajado estos músculos unas cuantas veces alternando los pulgares tendrá localizadas todas las zonas de tensión.

## MASAJE DE LAS ZONAS DE TENSIÓN

Cuando note que una zona específica está muy tensa realice un masaje con ambos pulgares y movimientos firmes. Presione con el pulgar y mantenga la presión utilizando el dedo entero, haciendo pequeñas caricias y moviéndolo siempre en la dirección de la fibra muscular, de la zona lumbar hacia los hombros.

## ABANICO CON LAS PALMAS DE LAS MANOS

Extienda una mano sobre la zona lumbar con la base de la misma sobre el músculo que hay junto a la columna. Deslice la mano de forma semicircular de un lado de la columna a un lado del cuerpo. Haga el siguiente deslizamiento con la otra mano de modo que el masaje tenga una estructura similar a la de dos abanicos juntos 3 y repítalo por toda la espalda.

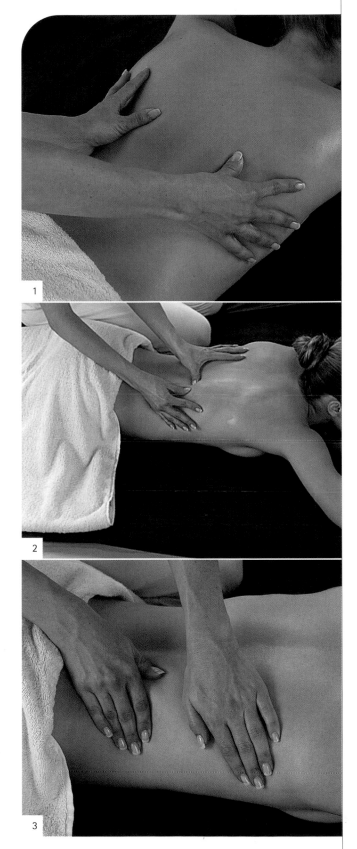

1

2

3

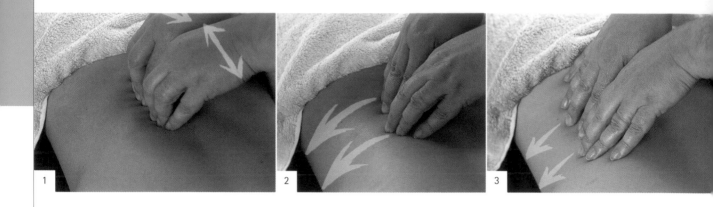

1

2

3

## MASAJE DE VIBRACIÓN EN LA ESPALDA

Siéntese en el ángulo adecuado respecto al receptor del masaje, es decir, con las rodillas hacia él. Prepárese para trabajar a cierta distancia de su cuerpo colocando las yemas de los dedos en la hendidura paralela a la columna.

Levante las muñecas para que las palmas de las manos estén más elevadas que los dedos. Sacuda las muñecas con delicadeza para que los dedos vibren suavemente sobre la espalda 1. Aumente la presión al deslizar los dedos por ambos lados del cuerpo hasta llegar a la altura de la toalla 2 + 3. Es posible que tenga que levantarse sobre las rodillas para aumentar su campo de acción. Repita esta secuencia subiendo por la columna. Cuando alcance el brazo separe las manos, una por debajo de la axila y la otra por encima del hombro a modo de caricia, y vuelva a bajarlas por la columna.

Para trabajar el otro lado de la columna invierta la caricia inicial para poder estirar hacia sí mismo en lugar de empujar, hasta que los dedos se deslicen hacia un lado. Sacuda, empuje, vuelva a colocar los dedos en la hendidura que hay junto a la columna y repita estos movimientos un poco más arriba hasta que los dedos se deslicen hacia el otro lado. Repita el ejercicio subiendo un poco cada vez hasta que haya cubierto toda la espalda.

## APRETAR Y SOLTAR

Ponga las manos planas sobre la espalda con las palmas levantadas y los dedos apuntando en sentido contrario a usted. Pellizque un trozo de carne a y apriete con la mano plana. Luego deslice las manos poco a poco y vuelva a apretar suavemente hasta que las yemas de los dedos "caigan" hacia un lado. Suba las manos por la columna y repita este movimiento un poco más arriba hasta que haya hecho la espalda entera.

Cuando trabaje en el lado más próximo a usted el método es el mismo pero la dirección cambia. En este caso tiene que trabajar hacia su propio cuerpo y ahora la base de las manos hace el trabajo que antes hacían las yemas de los dedos.

Cuando haya acabado con la espalda intente mantener las manos sobre los hombros del receptor, para no perder el contacto, y cambie de posición de modo que sus rodillas apunten hacia los hombros.

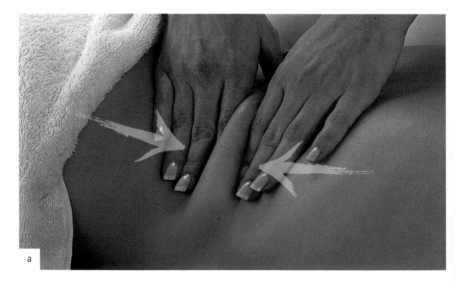

a

# LOS HOMBROS

A continuación coloque los pulgares al lado del cuello y deslícelos hacia los hombros. Trabaje sobre el grueso músculo que hay en la parte superior del hombro. Desplace los pulgares a esta zona y deslícelos con firmeza, uno tras otro, desde el cuello hasta el hombro. La mejor caricia que puede hacer es el avance del pulgar.

## LA ZONA DEL CUELLO

Realice pequeños círculos con los pulgares desde los músculos del hombro hasta la raíz del pelo [2]. Seguidamente deslice los dedos por la base del cráneo hasta llegar a las orejas. Haga rotar los pulgares de forma rítmica y suave por el cuello y la base del cuero cabelludo. En esta zona empiezan muchos dolores de cabeza provocados por la tensión y a menudo un masaje es la única forma natural de aliviar el dolor.

Desplace los pulgares desde la punta del lóbulo hasta el lado del cuello y hágalos rotar en dirección a los hombros. Pase los dedos por el pelo en sentido contrario a su crecimiento para estimular la circulación de la parte superior de la cabeza.

1

## PARTE SUPERIOR DE LOS HOMBROS

Cubra la zona lumbar con una toalla de baño dejando al descubierto la zona comprendida entre los omóplatos y la mitad de la espalda.

Siéntese mirando hacia la cabeza de su pareja. Póngase aceite en las manos, frótese las palmas y esparza el aceite por los hombros hasta la mitad de la espalda. Deslice las manos por los omóplatos durante unos segundos [1]. Localice los puntos de tensión, que pueden encontrarse en la parte superior de la espalda o los hombros o en el músculo trapecio, que se extiende hasta el cuello. La localización de estos puntos le permitirá saber las zonas en las que debe concentrar el masaje. Cuando finalice las caricias de los hombros coloque las manos de modo que pueda trazar pequeños círculos sobre los omóplatos. Deslice las manos desde la parte superior del hombro, pasando por los omóplatos, hasta donde el brazo se junta con la espalda.

Es posible que durante este ejercicio note cierta tensión en el músculo que hay entre los omóplatos. En tal caso éste es el momento adecuado para hacer un movimiento de deslizamiento con el pulgar. Incluso puede detenerse y hacerlo rotar en las zonas donde sienta tensión o un "nudo" en la fibra muscular.

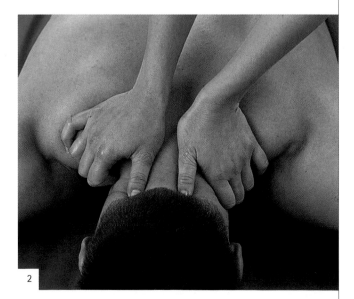

2

# FIN DEL MASAJE

Al final del masaje el receptor estará totalmente relajado y es importante "devolverlo a tierra". Esto se consigue haciendo flotar las manos sobre el campo energético del cuerpo y conduciendo la energía hacia los pies.

Debe realizar un movimiento de cepillado de la cabeza a los pies, manteniendo las manos sobre el cuerpo pero sin llegar a tocarlo. Para finalizar el masaje sujete los tobillos con firmeza durante unos instantes.

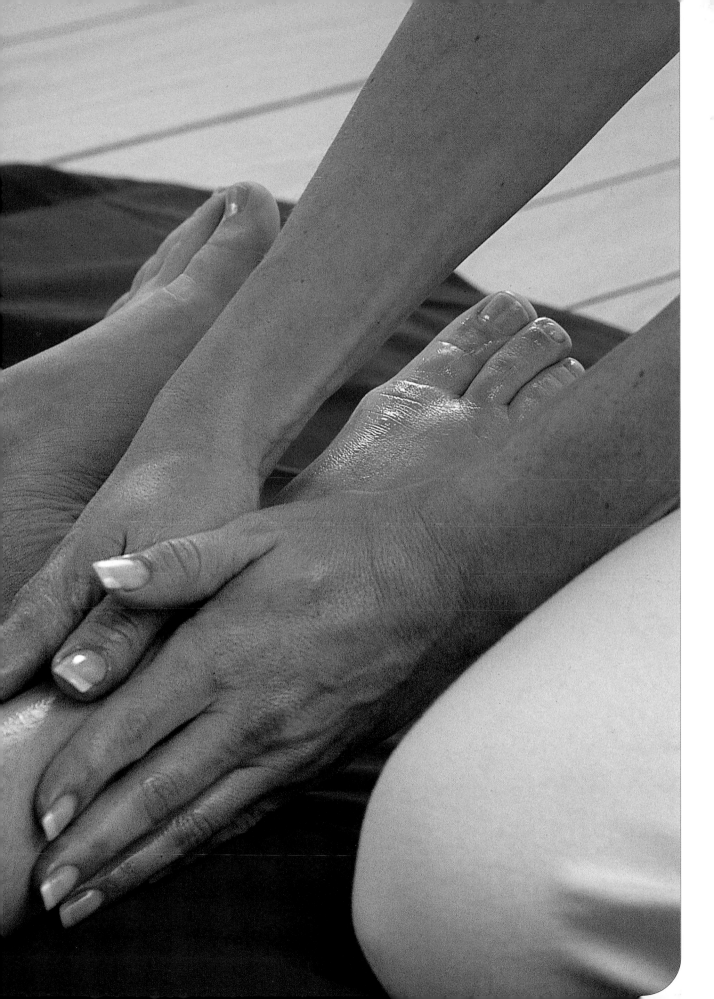

En LA VIDA *hay ciertas circunstancias que requieren un enfoque distinto del masaje e incluso situaciones en que el masaje se apreciará aún más, como el que se aplica a mujeres embarazadas o personas mayores.*

*El embarazo es uno de los momentos más especiales en la vida de una mujer, pero también uno de los que conllevan más cambios físicos. El masaje es una forma excelente de aliviar algunos de los síntomas asociados al embarazo, como el dolor lumbar.*

*Cuando un padre da un masaje a su hijo no sólo lo relaja sino que le proporciona una de las manifestaciones de amor más básicas y físicas. Esto se aplica también a las personas mayores, ya que a menudo olvidamos que nuestros padres necesitan el tacto tanto como nuestros hijos.*

*Para finalizar, después de dedicar tiempo a los demás, centre la atención en sí mismo con una relajante rutina de automasajes.*

*Derecha:* **El tierno masaje de un padre ayudará al niño a familiarizarse con su cuerpo mediante la sensación del tacto.**

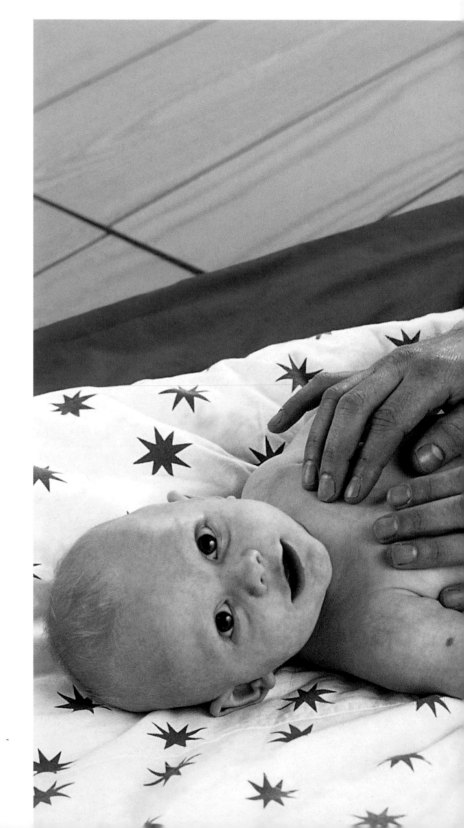

# CIRCUNSTANCIAS ESPECIALES

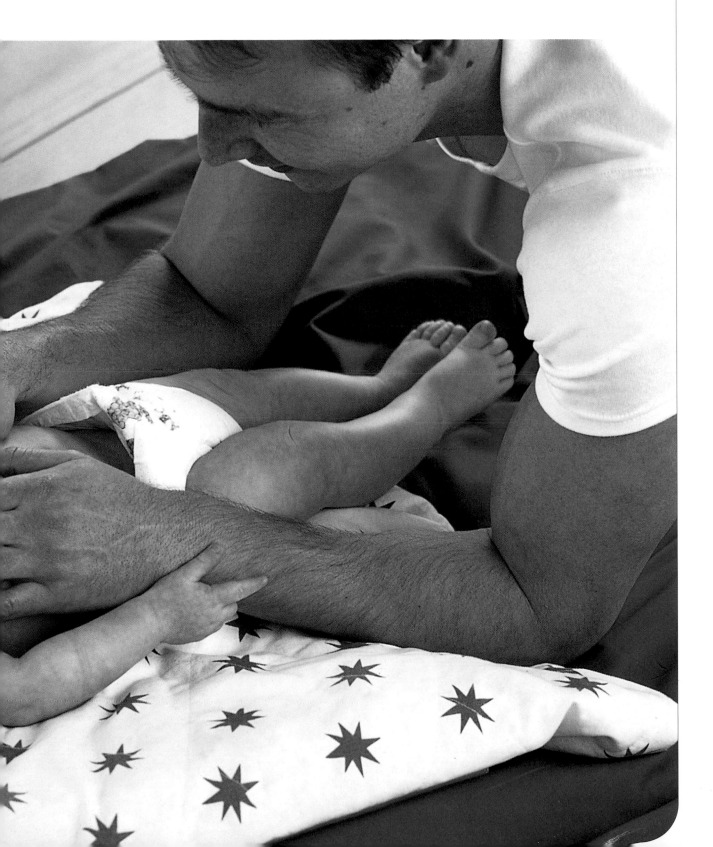

# El Masaje durante el Embarazo

El TIPO Y la intensidad del masaje a una mujer embarazada dependen de la fase del embarazo en la que ésta se encuentre. Si la receptora todavía puede estirarse boca abajo, puede seguir la secuencia normal de masajes.

Tenga mucho cuidado al utilizar aceites de esencias. Estos aceites son las esencias de plantas medicinales y algunas pueden ser abortivas o provocar la menstruación. **NO** utilice aceites como la *gaultheria* o el poleo ya que pueden ser perjudiciales para el feto si se utilizan en grandes cantidades.

Opte por la precaución y sólo utilice aceites de esencia de mandarina o neroli durante el embarazo. La ventaja de utilizar neroli es que ayuda a evitar las estrías.

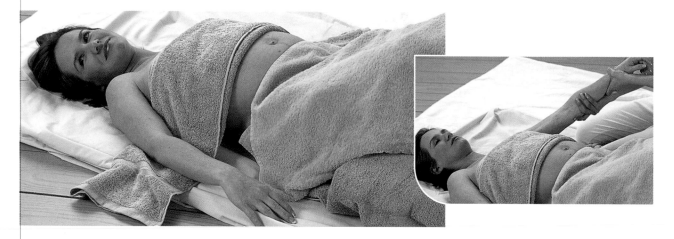

## La Rutina de los Masajes

Pida a su pareja que se estire boca arriba con un cojín debajo de las rodillas para que no sufra tensión en las lumbares. Échese aceite en las manos y espárzalo por los pies y los tobillos con suavidad. Éstos pueden estar inflados, ya que muchas mujeres acumulan más agua de lo normal durante el embarazo. No utilice puntos de presión.

Siga la secuencia del masaje de brazo expuesto en la página 61 y la de la cabeza y los hombros de las páginas 63 y 73 respectivamente. Cuando haya finalizado estos movimientos pida a su pareja que se ponga de lado con un cojín entre las rodillas o se siente en una silla de cara al respaldo, para que pueda apoyar los brazos.

Si la mujer decide sentarse en una silla, no podrá trabajar en las piernas; por tanto, debe empezar con la espalda. En este caso, puede que le resulte más cómodo sentarse en un taburete.

### Consejos para el Masaje durante el Embarazo:

- Utilice suaves caricias de rozamiento con movimientos relajantes y suavizantes.
- Si su relación con la receptora lo permite, haga un masaje de abdomen en sentido circular.
- Bajo NINGUNA circunstancia realice movimientos fuertes de masajeo y golpeteo, ya que excitan el cuerpo y contrarrestan el efecto relajante del masaje.
- Tenga en cuenta que el equilibrio hormonal cambia durante el embarazo y que no sólo trata a la madre sino también al pequeño ser que lleva dentro.
- Mantenga en todo momento una actitud positiva y alegre.

## Masaje de Espalda

Durante el embarazo una mujer suele acumular más tensión en el músculo trapecio, desde donde se extiende a la espalda y los hombros. Los pechos suelen pesar más e incluso es probable que haya ganado peso. Los músculos de la espalda de una mujer embarazada presentarán una tensión mayor y el masaje desde el trapecio hacia el cuello y los hombros es una parte muy importante del masaje durante el embarazo.

Empiece el masaje aproximadamente en la cintura 1 y ascienda por la parte exterior del trapecio haciendo rotar los pulgares. A continuación deslice el pulgar por el músculo trapecio, presione ligeramente y vuelva a deslizarlo, estableciendo un ritmo que deberá mantener hasta llegar a la parte superior de los hombros.

Desplace los pulgares a ambos lados de la columna, avance por ella y repita el movimiento tres veces 2. Luego extienda las manos y deslícelas a modo de abanico desde la zona lumbar hasta los hombros: con la base de la mano hacia las lumbares y los dedos hacia el hombro trace semicírculos con los dedos como si fueran limpiaparabrisas, una mano tras otra 3, hasta cubrir toda la espalda. Tenga en cuenta que en el movimiento del abanico los dedos deben mantenerse flexionados para aumentar el efecto del masaje.

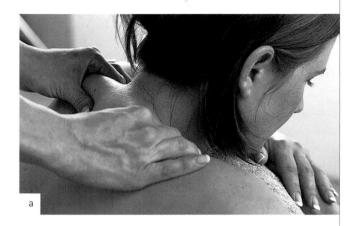

a

Póngase de pie detrás de su pareja y hágale un masaje en los hombros con los pulgares, amasando los músculos de la parte superior y alrededor de los omóplatos a.

Debe ser consciente de que puede encontrar músculos tensos en esta zona. En tal caso siga trabajando en ellos hasta que se relajen.

Deslice las manos hasta el cuello para pasar a la siguiente fase del masaje. Apriete suavemente el cuello con el índice y el pulgar desde la base del cráneo. Separe lentamente ambos dedos mientras presiona con delicadeza para aliviar la tensión.

Finalice la secuencia con un masaje por todo el cuero cabelludo, trazando círculos con los dedos. Es muy posible que en este momento su pareja quiera ir a dormir.

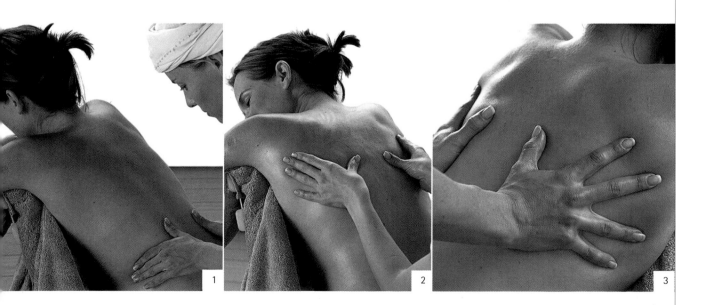

1

2

3

# MASAJE A BEBÉS

LOS MASAJES PARA bebés se han puesto muy de moda en los últimos años. Los movimientos de calentamiento y caricias no sólo sirven para recordar al bebé que está seguro y protegido en el útero. Los psicólogos especializados en el desarrollo de los recién nacidos han descubierto que cuando un niño se siente seguro a través del tacto se acelera el crecimiento nervioso, la actividad celular y la función glandular endocrina.

Jugar con los dedos de un bebé o frotarle la espalda y el cuello son sensaciones que causan un gran placer y permiten al niño conocer su cuerpo mediante el tacto.

El tacto es la primera experiencia real de amor del bebé y nosotros podemos aumentar su bienestar con un masaje. El masaje de un padre a un bebé es mucho más estimulante que cualquier regalo material.

## EL AMBIENTE ADECUADO

Es posible que a usted le gusten los masajes al aire libre, bajo el sol, pero probablemente los niños se sientan más seguros en su habitación o en cualquier otra que no esté demasiado ventilada ni demasiado iluminada. Los niños son muy sensibles al ruido, así que lo mejor es escoger un lugar silencioso en el que no haya gente hablando ni ruidos fuertes. La habitación debe estar caliente y preferiblemente iluminada

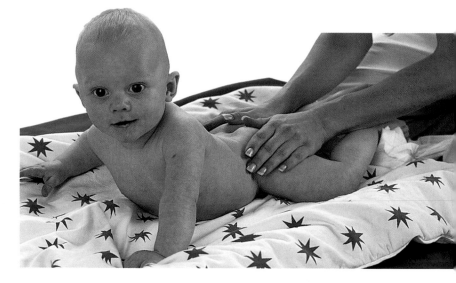

con una luz tenue para estimular la relajación. También puede poner música suave y pronto se dará cuenta de la música a la que responde mejor el bebé.

Si quiere masajear a su bebé sentado en el suelo, extienda un colchón de bebé para que los dos se sientan más cómodos. Cubra el cojín o el colchón del bebé con una protección de plástico y tenga un pañal siempre a mano. Con los niños hay que estar preparado para cualquier eventualidad, sobre todo cuando están relajados.

Actúe con decisión cuando dé un masaje a su bebé, ya que las caricias vacilantes harán que se sienta inseguro. Los bebés tienen que recibir el mensaje a través de sus manos, de que sabe lo que está haciendo para que puedan confiar siempre en usted.

## ACEITES

No utilice aceites de esencias cuando dé un masaje a un niño, ya que tiene el hígado pequeño y no puede procesar el aceite que absorbe la piel. Se recomienda una pequeña cantidad de aceite para bebés.

Intente realizar el masaje en el suelo, ya que el aceite hará que el niño se le resbale de las manos y resulte difícil de agarrar. Si hace el masaje sobre una mesa, asegúrese de que los bordes están cubiertos con toallas enrolladas o cojines.

El mejor momento para masajear a un bebé es entre las comidas. Si el bebé tiene hambre, querrá comida en lugar de un masaje, y es probable que un bebé que acaba de comer vomite durante el masaje.

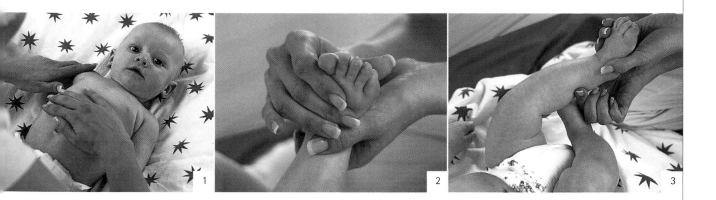

## La Rutina de los Masajes

Coloque al bebé boca arriba y esparza un poco de aceite con la mano. Haga una caricia desde la cadera derecha del bebé hasta el hombro izquierdo ⬚1. Repita este movimiento con la otra mano desde la cadera izquierda hasta el hombro derecho.

Deslice ambas manos desde la parte superior de la pierna hasta el pie. Sujete un pie con firmeza y sírvase del pulgar para dar un masaje debajo del pie, realizando pequeños movimientos circulares ⬚2. No haga cosquillas. Pese a lo tentador que es hacer reír a un niño, éste no es el objetivo de esta secuencia de masajes.

Juguetee con los dedos de los pies de su bebé utilizando dos dedos. Luego apriétele ligeramente las piernas hasta alcanzar la parte superior. El primer apretón será en la parte posterior de la pierna, a la altura del tendón de Aquiles, y para ello deberá utilizar el pulgar y el índice ⬚3. Utilice toda la mano al llegar al músculo de la pantorrilla. Siga apretando con suavidad hasta la parte superior de la pierna. Baje la mano por el lado de la pierna y vuelva a empezar desde el tendón de Aquiles. Repita el ejercicio tres veces. Cambie de mano y haga el mismo masaje en la otra pierna.

Ponga al bebé tan recto como pueda. Realice una caricia desde el hueso pubiano con la mano derecha y repita el movimiento un poco más arriba con la otra. Haga la misma caricia, suba un poco, cambie de mano para la siguiente y continúe de este modo hasta establecer un ritmo. Siga subiendo desde el pecho hasta el hombro. Vuelva a la parte superior del hueso pubiano invirtiendo la acaricia anterior, es decir, empezando desde los hombros.

Desplácese a los brazos, apriételos suavemente como hizo con las piernas y juegue con los dedos. Dedique unos segundos a cada dedo y cuando acabe acaricie la palma del bebé con el dedo índice.

Después de hacer los brazos coloque al bebé boca abajo, asegurándose de que está cómodo y no le cuesta respirar. Esparza un poco de aceite de oliva por las nalgas y deslice la mano desde la parte exterior del muslo hasta la parte interior. Repita el movimiento tres veces antes de desplazar las manos hacia la espalda y, con los dedos junto a la columna, descienda lentamente por la misma. Repítalo unas cuantas veces y acaricie al bebé desde los hombros hasta las plantas de los pies. Puede finalizar el masaje dando al bebé unas palmaditas en las nalgas.

Se debe alentar al padre a que realice el masaje, ya que es uno de los mayores mecanismos de conexión que tenemos y el padre experimentará un acercamiento al niño bastante distinto al que consigue con sólo sostenerlo.

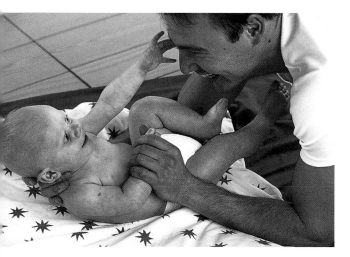

# Masaje a Personas Mayores

El envejecimiento es un proceso natural que, por desgracia, reduce algunas de nuestras funciones físicas. La falta de ejercicio perjudica muchas de las funciones naturales: el metabolismo funciona con más lentitud, resulta más difícil realizar trabajos físicos sin detenernos para recuperar el aliento, las arterias pierden elasticidad, algunas personas padecen osteoporosis y la mayoría tienen disfunciones crónicas.

Muchas personas mayores no reciben ningún tipo de contacto en este momento de sus vidas. Imagine cómo debe ser vivir solo, sin que nadie le toque ni le cuide. Desgraciadamente, esto es muy común entre la gente mayor de todo el mundo. Las personas mayores aprecian y se benefician en gran medida, física y psicológicamente, de un masaje. De hecho, para la mayoría el masaje es un tratamiento especial.

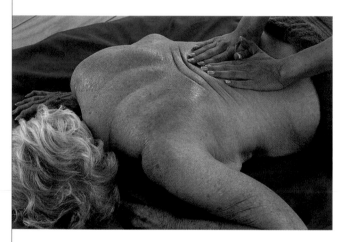

edad. Uno de ellos es la presión. Utilice mucha menos presión de la que utilizaría con una persona más joven. Una pequeña fricción es aceptable, ya que estimula la circulación; pero tenga cuidado con las caricias de fricción sobre pieles sensibles o secas. En general, tiene que ser muy delicado con las personas mayores, porque su piel se amorata con facilidad.

Si ofrece un masaje a un anciano tenga en cuenta que puede tratarse de una nueva experiencia para él y es posible que se muestre reticente al no saber de qué se trata. Un buen acercamiento es empezar ofreciendo un masaje de pies. En cuanto lo haya probado será inevitable que pida más.

## Precauciones

Si observa algún síntoma de osteoporosis, o huesos quebradizos, vaya con mucho cuidado al pasar por zonas donde haya huesos, ya que un masaje más fuerte de lo debido puede romper una costilla. Es posible que la piel sea sumamente fina, por lo que debe utilizar aceite suficiente para asegurar una buena lubricación. En caso de que la piel esté muy seca añada dos cápsulas de aceite de vitamina A al aceite de masaje. Esto nutrirá la piel además de proporcionar lubricación.

Cuando haga un masaje a una persona mayor puede utilizar las mismas técnicas que en el masaje normal –a excepción de los masajes con los nudillos y al tejido interno–, pero es necesario realizar ciertos cambios para adaptarse a las circunstancias de la

## Masaje de Pies

Siéntese de cara al receptor en una silla más baja que la suya y apoye el talón del pie sobre la toalla con la que se habrá cubierto la rodilla. Sujete el pie derecho con las manos y sosténgalo unos instantes. Luego empiece a moldearlo para que el receptor se acostumbre a su tacto.

Tenga preparada una botella pequeña de aceite y esparza un poco

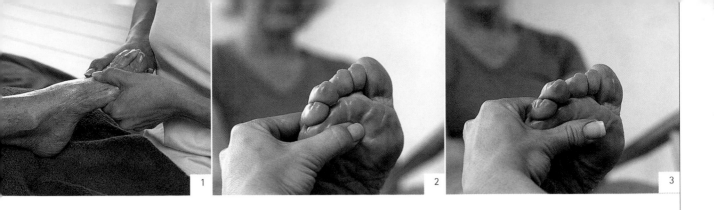

por la punta del pie con la palma de la mano. También debe aplicar aceite a la planta.

Coloque las manos a ambos lados del pie, sujetando el tobillo con las palmas de las manos, y apunte con los dedos hacia el tendón de Aquiles, situado en la parte posterior del talón. Mueva las manos rápidamente hacia delante y hacia atrás para que el tobillo se mueva de un lado a otro entre sus palmas. Puede que le cueste hacerlo al principio, pero vale la pena practicar ya que en el tobillo se acumula mucha energía. A menudo el receptor querrá controlar el movimiento, pero usted debe mostrarle por el tacto que ésa no es la idea.

A continuación, sujete el pie por el arco con la mano derecha y hágalo rotar con suavidad. Éste es otro ejercicio en el que es posible que su pareja quiera "ayudar".

Ahora coloque los pulgares en la punta del pie y los dedos en la planta y frote esta ultima desde el talón hasta los dedos en un movimiento circular 1.

Cambie de mano de modo que los pulgares estén sobre el talón y las palmas sobre la punta. Realice el avance de la oruga desplazando los pulgares desde la parte exterior del pie hasta la parte interior, para luego volver a la exterior 2 + 3 y después desde la punta hasta el talón. Puede que note que unas zonas del pie son más sensibles que otras. Para ello debe trabajar las zonas sensibles hasta que se acostumbren al tacto.

Vuelva a la punta del pie y trabaje las curvas de los dedos como se explica en la página 56. Cuando acabe, probablemente necesitará echarse más aceite en las manos antes de iniciar la siguiente caricia.

Deslice las palmas de las manos por el tobillo y repita el movimiento al menos tres veces. Luego pellizque los dedos con delicadeza. Apriete desde la base del dedo hasta la punta y gire los dedos en el aire para eliminar la energía negativa que pueda tener en las manos a. Cuando vuelva al dedo gordo hágalo rotar suavemente y repita la rotación con cada dedo. En reflexología los dedos representan la cabeza y el giro relaja el cuello que, como hemos dicho antes, es una zona donde se acumula el estrés.

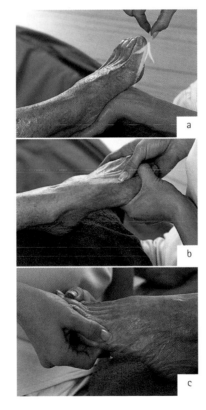

A continuación, frote la punta del pie desde los dedos hasta el tobillo, realizando pequeños movimientos circulares con ambos pulgares b. Empiece entre el dedo gordo y el segundo, y trace un círculo hasta el tobillo. Luego deslice los dedos hasta la hendidura que hay entre los siguientes dos dedos. Continúe este proceso hasta llegar al final del dedo pequeño. Para acabar este movimiento pellizque la parte exterior del pie desde el dedo pequeño hasta el talón c.

Vuelva a mover el pie sosteniendo los tobillos con las palmas de las manos y, para completar el masaje de pies, realice un plumeo con las yemas de los dedos para llevar la energía a los dedos.

Cubra los pies con una toalla o pida al receptor que se ponga los calcetines para mantener los pies calientes y evitar que resbale como consecuencia del aceite. Este masaje es perfecto para la noche, ya que induce al sueño.

# AUTOMASAJE

AUNQUE EL AUTOMASAJE es natural en Oriente, donde es una parte importante del masaje de la Ayurveda, no es muy conocido en Occidente. Sin embargo, después de todo lo que ha aprendido a hacer a los demás es buena idea dominar el automasaje para que pueda mimar su cuerpo.

La aparición y difusión del ordenador ha hecho que cada día estemos más aislados unos de otros, por lo que tenemos que cuidar de nosotros mismos del mismo modo que cuidamos a los demás. Éste es el método perfecto.

Asegúrese de que tiene en cuenta las mismas consideraciones con usted que con los receptores de sus masajes. Mantenga la habitación en penumbra, póngase su música favorita y encienda algunas velas. Conecte el contestador automático y caliente la habitación. Márquese una cita consigo mismo y anótela en su diario para que su mente y su cuerpo estén preparados con antelación. Mezcle los aceites un poco antes, quítese la ropa y cubra las zonas necesarias con toallas para una mayor comodidad y calidez.

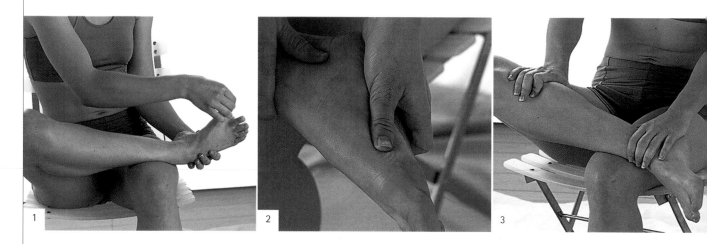

## LOS PIES

Empiece por los pies. Siéntese en una silla, apoye el pie derecho en la rodilla izquierda y aplique aceite a la planta del pie. Gire los dedos del pie, sostenga cada uno con el índice y el pulgar y hágalos rotar para eliminar la tensión ①. Avance con el pulgar desde el talón hasta el arco del pie y luego hasta la base del dedo gordo ②.

A continuación, vuelva a deslizar los dedos hacia el talón y sírvase de los pulgares para realizar el avance de la oruga por la planta del pie, situándose un poco más arriba cada vez que haya atravesado el pie. Dedique más tiempo a las zonas que note sensibles.

Sujete la punta del pie con la mano y haga rotar el pie en el sentido de las agujas del reloj y luego a la inversa. Repita el movimiento tres veces antes de llevar a cabo la misma secuencia en el otro pie.

## LAS PIERNAS

Échese aceite por las piernas, doble una hacia un lado y apóyela sobre la otra. Avance desde la parte posterior de las piernas, pasando por la "costura de las medias" de la pantorrilla, hasta la articulación de la rodilla ③. Repítalo con la otra pierna.

Ponga ambos pies en el suelo con las rodillas dobladas formando un ángulo de 45°. Coloque las manos sobre la pierna derecha de modo que los pulgares miren hacia dentro, tocándose entre sí, y los dedos descansen sobre la tibia. Deslice las manos lentamente hasta la rodilla. Cuando la haya sobrepasado coloque los pulgares en la parte delantera de la pierna y suba por el muslo. Realice una caricia en diagonal desde la parte exterior de la pierna hasta la parte interior, firme pero suavemente. Llévese las manos a los tobillos y repita el ejercicio con la otra pierna.

## EL ABDOMEN

Estírese boca arriba y aplíquese aceite en el abdomen. Deslice una mano por la parte derecha del mismo hasta llegar al ombligo a, desde donde bajará por la parte izquierda realizando movimientos circulares. Alterne ambas manos para hacer esta caricia b.

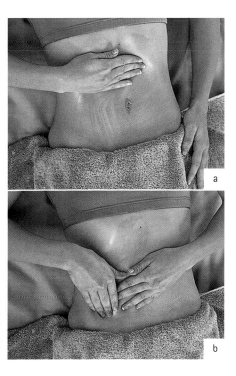

a

b

Desplace las manos al centro del pecho y deslícelas por el esternón con firmeza. A continuación llévese una mano al hombro y baje por el lado exterior del pecho hasta llegar a la cintura. Vuelva a desplazar las manos al esternón.

## CUELLO Y HOMBROS

Coloque ambas manos a un lado del cuello de modo que la base de la mano quede en la parte delantera del cuello y los dedos toquen los músculos de la espalda. Localice el músculo que hay al lado del cuello y apriete 1. Extienda los dedos ligeramente y ejerza presión en la parte donde el cuello se junta con el cráneo.

Seguidamente pellizque los músculos del lado del cuello entre el pulgar y el resto de los dedos 2. Con este ejercicio puede calcular la presión que debe ejercer para su propio disfrute y relajación.

Deslice las manos por el hombro. En este caso lo más cómodo es utilizar las manos opuestas, es decir, la mano derecha en el hombro izquierdo y viceversa. Apriete el músculo del hombro entre el pulgar y el resto de los dedos, empezando por la zona más próxima al cuello, y trabaje hacia el hombro. Apriete y suelte repetidas veces por todo el hombro 3. Probablemente notará algunos puntos sensibles en la zona. Utilice los dedos para realizar movimientos circulares y frótese los hombros durante el tiempo que considere necesario.

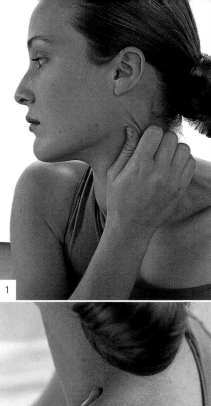

1

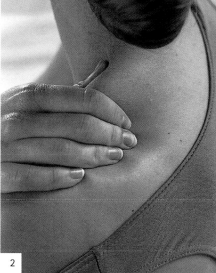

2

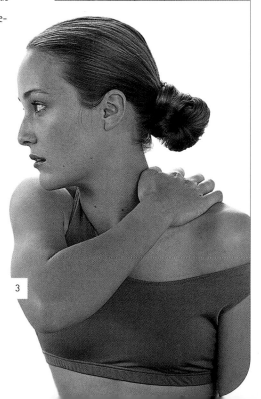

3

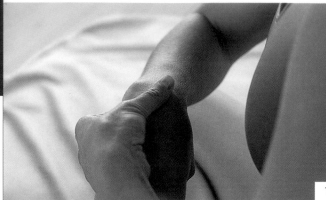

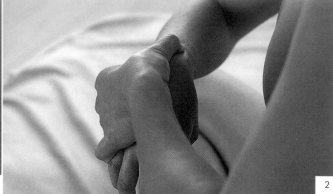

## Masaje del Cuero Cabelludo

Cuando acabe las caricias de los hombros suba hacia la cabeza y el cuero cabelludo. Realice un movimiento circular con los dedos empezando en la base de la cabeza hacia la raíz del pelo que hay justo encima de la frente, vuelva a bajar por la cabeza hacia la base del cuero cabelludo y repita el movimiento con los dedos un poco separados.

Este tipo de masaje aumenta la circulación de la sangre en el cerebro y estimula la mente. A continuación, con los dedos ligeramente separados, deslícese desde la base del cuero cabelludo hasta la raíz del pelo de la frente, deténgase y ejerza una leve presión. Vuelva a la base del cuero cabelludo, deslícese, deténgase, ejerza una leve presión y así sucesivamente hasta crear un ritmo relajante durante todo el masaje.

## Las Manos

Después del masaje de cuero cabelludo centre la atención en sus manos. Esparza aceite por la mano derecha y lleve a cabo el avance de la oruga con el pulgar de la izquierda por cada dedo. Estire los dedos uno a uno para finalizar el avance. Repita este movimiento con la otra mano.

A continuación, avance como antes por la parte superior de la mano hasta llegar a la muñeca ☐1️⃣, donde hará rotar el pulgar ☐2️⃣ y deslizará los dedos hacia los dedos de la mano que está trabajando. Repita el movimiento tres veces y luego cambie de mano.

Gire la mano para que se pueda hacer un masaje en la palma. Realice el avance de la oruga desde la base de los dedos hasta la palma ☐3️⃣ y trace pequeños círculos en la parte interior de la misma sin olvidar trabajar también la base.

Pellizque la zona carnosa que hay entre el pulgar y el índice con los dedos correspondientes de la mano derecha. Apriete y suelte la carne de forma rápida y sucesiva ☐4️⃣. En alguna parte de esta zona encontrará un punto muy sensible. Este punto se utiliza con frecuencia en shiatsu y acupuntura para aliviar el estrés y los dolores de cabeza. Haga un masaje en la zona con un movimiento circular hasta que desaparezca la sensación.

Repítalo en la otra mano cambiando la izquierda por la derecha.

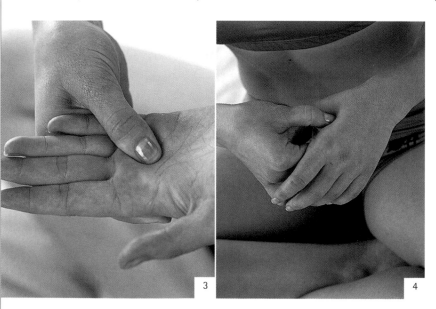

## LOS BRAZOS

Vierta un poco de aceite sobre la mano derecha y espárzalo por su antebrazo. Rodee la muñeca con la mano, apriete y suelte, realizando este movimiento a lo largo del brazo hasta llegar al hombro. Vuelva a deslizar la mano hacia la muñeca y repítalo unas cuantas veces, deteniéndose en la parte interior del codo.

Circunde el codo. Para hacerlo, doble el codo y esparza un poco de aceite con la otra mano por la articulación en un movimiento circular ☐1. Cuando note la aspereza de la piel del codo entenderá cuánto puede beneficiarse de la aplicación de aceite y del masaje. Los ganglios linfáticos están situados en la parte interior del brazo (*ver* página 19) de modo que siempre debe trabajar en dirección al corazón para conseguir el máximo beneficio. Repita este procedimiento en el otro brazo.

## EL CUELLO Y LA CARA

Aplique aceite en el cuello deslizando la palma de la mano desde la parte delantera del cuello hasta la barbilla. A continuación, pase la mano derecha del pecho a la barbilla. Repítalo con la mano izquierda. No estire la piel sensible que hay debajo de la barbilla. Gire las manos de modo que la parte superior toque la piel y acaríciese la barbilla durante unos instantes ☐2. Esto aumentará la circulación de la zona y ayudará a tonificar la piel más caída.

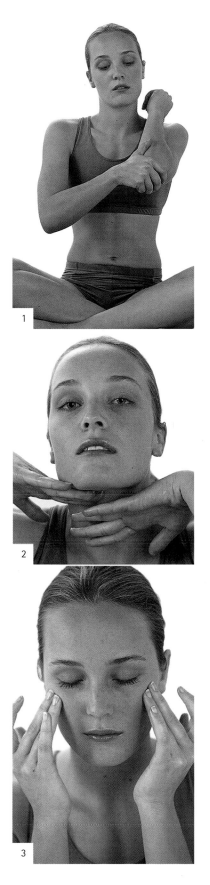

Échese aceite en ambas manos y espárzalo por la cara, desde la barbilla hasta las mejillas y luego hasta la frente. Junte las yemas de los dedos en la frente y deslícelas hasta la mandíbula. Pellizque con suavidad la zona de la mandíbula con los pulgares y el resto de los dedos, desde el medio de la barbilla hasta la parte delantera de las orejas.

Cuando sus manos alcancen las orejas hunda los pulgares en el hueco de la mejilla donde se juntan las dos mandíbulas. Realice pequeños movimientos circulares alrededor de la mandíbula con los nudillos apoyados en la mejilla para que puedan frotarla suavemente.

A continuación extienda los dedos de modo que las puntas toquen las mejillas ☐3 y, sólo con el dedo anular (ya que es el que ejerce menos presión), trace movimientos circulares muy pequeños sobre las mejillas hasta llegar a los extremos de los ojos. Desde el extremo interior del ojo y todavía con el anular, haga un masaje en las cejas de dentro hacia fuera. Para finalizar, deslice los dedos por ambos lados de la nariz y realice pequeños movimientos circulares alrededor de los orificios nasales.

> ### Consejo útil:
> Procure que no le caiga aceite en los ojos. Si se le introduce por error, vierta unas gotas de leche en el ojo para hacer flotar el aceite. Esto tiene especial importancia si utiliza aceites de esencias.

MUCHOS TERAPEUTAS *de*
*masajes ofrecen formas especiales de*
*masaje o técnicas, como la reflexología,*
*el reiki, la aromaterapia, el shiatsu, el*
*masaje de la Ayurveda, el masaje tai-*
*landés, la curación energética, la tera-*
*pia del cristal y muchas otras.*

*Este capítulo contiene una breve des-*
*cripción de estas terapias alternativas y*
*le dará una idea de cómo funcionan es-*
*tos tratamientos si alguna vez desea*
*especializarse en otro campo.*

*Derecha:* **Las propiedades terapéuticas**
**de los aceites de esencias fueron des-**
**cubiertas hace miles de años. Hay una**
**gran variedad de aceites de esencias**
**extraídos de frutas, flores y árboles,**
**que se pueden mezclar para conseguir**
**diferentes propiedades curativas y**
**crear un aroma particular.**

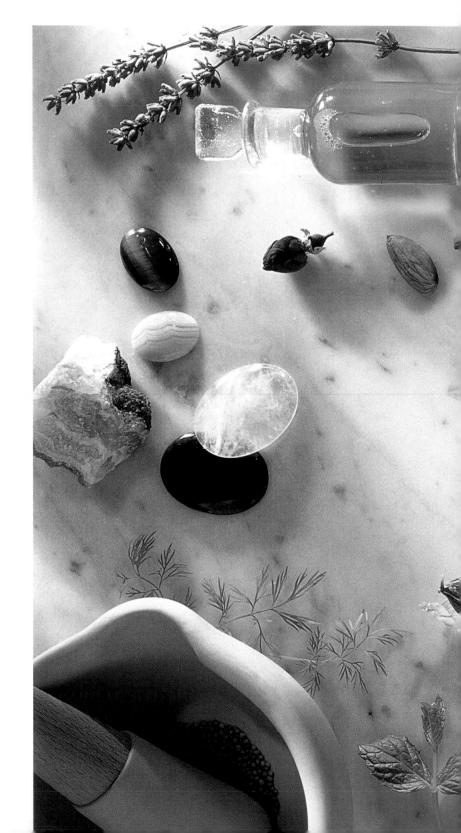

# TERAPIAS ALTERNATIVAS

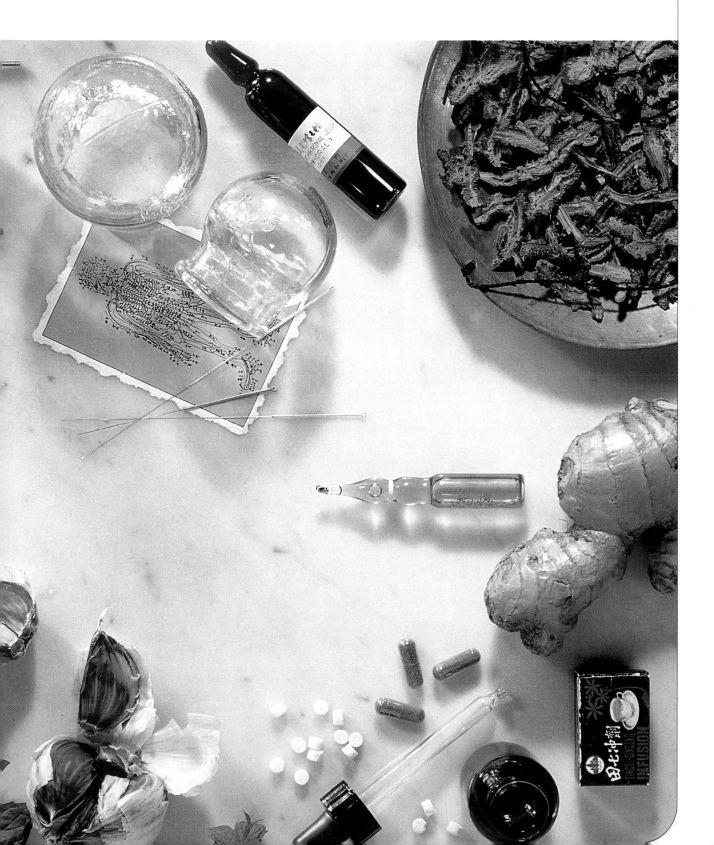

# Terapias Alternativas

## Aromaterapia Terapéutica

Muchos médicos creen que la aromaterapia terapéutica se practica, de una forma u otra, desde los primeros tiempos. La aromaterapia es el arte de utilizar aceites de esencias extraídos de plantas aromáticas con finalidades terapéuticas para mejorar la salud y la belleza del individuo. Se pueden utilizar aceites de esencias en los masajes realizados con difusores, compresas y baños, y, aparte de los beneficios físicos, los aceites pueden tener efectos sutiles en la mente y las emociones.

Para practicar la aromaterapia se necesita aprendizaje. En algunos países este aprendizaje está homologado e incluye materias obligatorias, como anatomía, fisiología, química y patología. Es posible incluso que un terapeuta de la aromaterapia tenga que registrarse en el Consejo Sanitario y acatar la jurisdicción del Departamento de Sanidad.

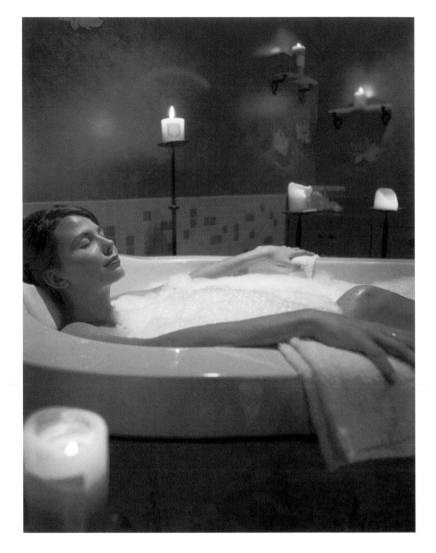

## Reiki

Este tratamiento curativo espiritual basado en el contacto de las manos es una técnica para la reducción del estrés y la relajación. Un teólogo llamado Mikao Usui inició este sistema en Japón a mitad del siglo XIX. "Reiki" es una palabra japonesa que se usa para describir muchos tipos de curación. El sistema específico que desarrolló Usui se dio a conocer como el "sistema Usui de curación natural" y más tarde se convirtió en el "sistema Usui de reiki".

La base del reiki es que existe una "fuerza vital" que fluye en el cuerpo físico a través de caminos y centros energéticos llamados meridianos, nadires y chacras. Esta fuerza preserva los órganos y células del cuerpo y apoya sus funciones vitales. El trastorno de la fuerza vital afecta al campo energético del cuerpo y

*Arriba:* **Hipócrates opinaba que el secreto para tener buena salud era darse un baño aromático y un masaje perfumado cada día.**

puede tener un efecto negativo en los órganos y tejidos. Durante un tratamiento de reiki el médico actúa como conductor de la energía, que se transmite a las partes afectadas del campo energético del paciente, las carga de energía positiva y destruye la energía negativa que conduce a la enfermedad o al estrés.

## SHIATSU

El shiatsu tiene sus orígenes en la antigua medicina china, que se creó hace unos 5.000 años y fue exportada a Japón por los monjes budistas. En japonés, "shiatsu" significa literalmente "presión con los dedos" y el término se utilizó por primera vez a principios del siglo XX para diferenciar el tratamiento del masaje.

Un terapeuta de shiatsu se sirve de los dedos, los pulgares, las palmas de las manos y a veces incluso los codos y los pies para ejercer presión en puntos de acupuntura. Durante el tratamiento, que normalmente se realiza con el paciente estirado en el suelo, también se estiran los meridianos para estimular la circulación del oxígeno y los nutrientes por el cuerpo.

El objetivo del shiatsu es estimular los poderes curativos innatos del cuerpo. Es un medio muy seguro y efectivo de ayudar al cuerpo a aliviar todo tipo de dolores y molestias.

## REFLEXOLOGÍA

La reflexología es una forma de terapia de presión que consiste en concentrar la presión para establecer puntos de reflejo en los pies y las manos. Estos puntos corresponden a órganos y zonas del cuerpo. Por ejemplo, se puede tratar a una persona que sufre fuertes dolores de cabeza aplicando presión en los correspondientes reflejos de la espalda en el pie. Este tipo de tratamiento puede ser sumamente

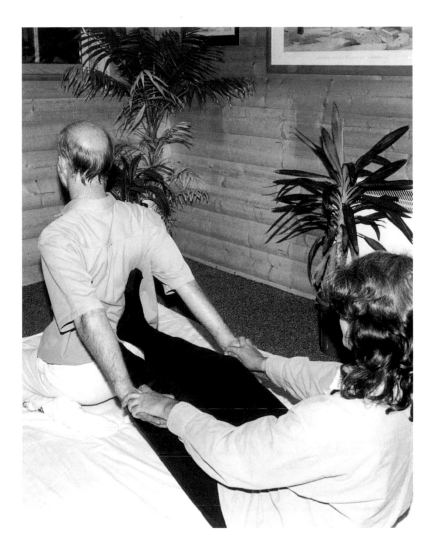

efectivo, sobre todo en los casos en que el dolor es tan fuerte que el paciente no puede soportar la presión en la zona afectada.

Los orígenes de la reflexología no están muy claros, aunque la terapia de la presión se remonta 5.000 años atrás en China y Egipto. La reflexología moderna se debe en gran medida al terapeuta americano Eunice Ingham, que trabajó duramente para desarrollar la reflexología desde los años 30 hasta su muerte en 1974.

La reflexología es un suave tratamiento no invasivo que proporciona una serie de beneficios. Si no es necesario concentrar el

*Arriba:* **Un terapeuta de shiatsu se sirve del estiramiento y el apalancamiento para fomentar una mayor armonía energética en el cuerpo del receptor.**

tratamiento en una zona específica de dolencia, puede convertirse en un masaje relajante y ayudar a que el cuerpo se deshaga de las toxinas y las emociones acumuladas.

## Masaje de la Ayurveda

La Ayurveda es la antigua "ciencia de la vida" india, una forma totalmente natural de obtener salud, armonía y felicidad. Se sabe que los principios de la Ayurveda han influido en el desarrollo de la medicina china, árabe, griega y romana y, más recientemente, la medicina occidental también ha adoptado conceptos y terapias de la Ayurveda.

El masaje de la Ayurveda trabaja a un nivel físico y mental, transmitiendo una energía que ayuda al cuerpo y a los órganos a restablecerse y renovarse por sí solos. Los terapeutas se concentran en puntos energéticos determinados del cuerpo que responden a un leve contacto físico y alimentan las necesidades de diferentes tipos de cuerpo.

El masaje de la Ayurveda normalmente se realiza como parte de un proceso de limpieza conocido como "Pancha karma" (cinco acciones). Durante este proceso se esparce por el cuerpo un aceite de hierbas caliente utilizando técnicas especiales para diversas circunstancias, como reumatismo, afecciones nerviosas, condiciones relacionadas con la ansiedad y el estrés, baja presión sanguínea y enfermedades del sistema inmunitario.

En cuanto domine las técnicas de masaje explicadas en este libro es posible que se interese por otras formas de masaje. En tal caso póngase en contacto con un terapeuta o institución de su zona o con una de las asociaciones u organizaciones detalladas en la página 94.

## Masaje Tailandés

Este antiguo procedimiento terapéutico tiene sus raíces en la medicina india de la Ayurveda y el yoga. El masaje tailandés tradicional mezcla un suave balanceo, una presión rítmica de acupuntura y estiramientos asistidos, para relajar y revitalizar el cuerpo y la mente.

Las líneas energéticas del cuerpo son el centro del masaje tailandés. Aunque se parecen a los meridianos de la presión de acupuntura china, las líneas energéticas tailandesas, conocidas como "sen", fluyen por todo el cuerpo y no están asociadas a órganos específicos. El masajista ejerce presión sobre las líneas energéticas y los puntos de presión que las constituyen utilizando las palmas de las manos, los pulgares, los pies y en ocasiones los codos. La terapia de presión se combina con movimientos de estiramiento pasivo que relajan el cuerpo, aliviando la tensión y aumentando la flexibilidad.

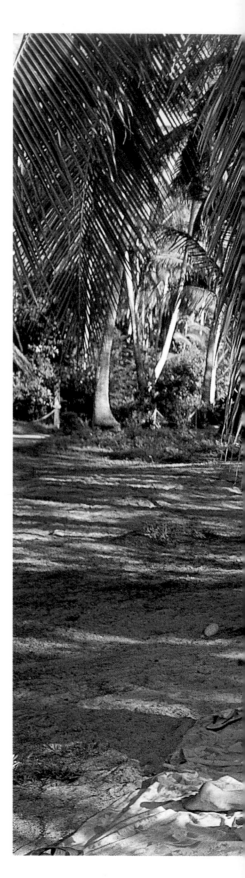

*Derecha:* **Muchos de los turistas que van a Tailandia disfrutan del masaje tailandés, a menudo en parajes idílicos como éste de la isla de Koh Tao.**

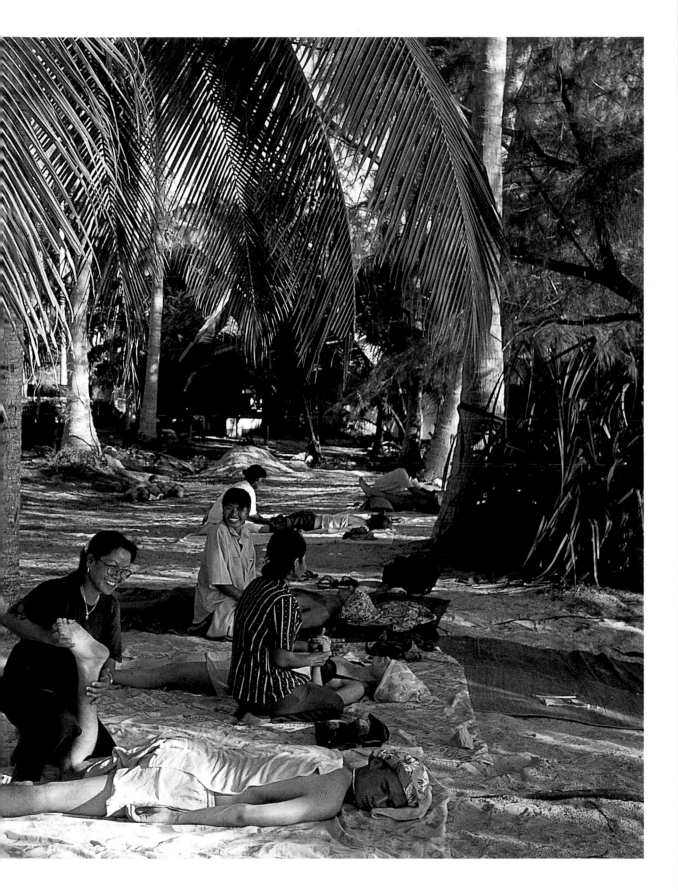

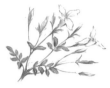

# Contactos Útiles

Para obtener información sobre terapeutas de masajes de su zona, consulte las Páginas Amarillas o las sociedades y asociaciones que se detallan a continuación.

## EE.UU. Y CANADÁ

IMA GROUP, INTERNATIONAL MASSAGE ASSOCIATION, INC.
- PO Drawer 421
  Warrenton, VA 20188-0421
  EE.UU.
- Tel.: +1 (540) 351 0800
- Fax: +1 (540) 351 0816
- email: info@imagroup.com
- www.imagroup.com

AMERICAN MASSAGE THERAPY ASSOCIATION
- 820 Davis Street, Suite 100
  Evanston, IL 60201-4444
  EE.UU.
- Tel.: +1 (847) 864 0123
- Fax: +1 (847) 864 1178
- www.amtamassage.org

CMTA, CANADIAN MASSAGE THERAPIST ALLIANCE
- 365 Bloor Street East, Suite 1807
  Toronto, Ontario M4W 3L4
  Canadá
- Tel.: +1 (416) 968 2149
- Fax: +1 (416) 968 6818
- www.cmta.ca

## REINO UNIDO E IRLANDA

GENERAL COUNCIL FOR MASSAGE THERAPY
- 46 Millmead Way
  Hertford SG14 3YH
  Reino Unido
- Tel.: +44 (1992) 537 637
- email: admin@gcmt-uk.org

BMTC, BRITISH MASSAGE THERAPY COUNCIL
- 17 Rymers Lane
  Oxon OX4 3JU
  Reino Unido
- Tel./Fax: +44 (1865) 774 123
- email: info@bmtc.co.uk
- www.bmtc.co.uk

THE BRITISH REFLEXOLOGY ASSOCIATION
- Monks Orchard
  Whitbourne WR6 5RB
  Reino Unido
- Tel.: +44 (1886) 821 207
- Fax: +44 (1886) 822 017
- email: bra@britreflex.co.uk
- www.britreflex.co.uk

## EUROPA

AXELSONS INSTITUTE
- Gästrikegatan 10
  11382 Estocolmo
  Suecia
- Tel.: +46 (8) 54 54 59 00
- Fax: +46 (8) 341 152
- email: info@axelsons.se
- www.axelsons.se

## AUSTRALIA

MASSAGE AUSTRALIA
- PO Box 13
  Windang, NSW 2528
- Tel.: +61 (2) 4295 7720
- Fax: +61 (2) 4295 7898
- email: info@massageaus.com.au
- www.massageaus.com.au

AMTA, ASSOCIATION OF MASSAGE THERAPISTS AUSTRALIA
- PO Box 358
  Prahran, Victoria 3181
- Tel.: +61 (3) 9510 3930
- Fax: +61 (3) 9521 3209
- email: amta@amta.asn.au
- www.amta.asn.au

## NUEVA ZELANDA

TMA, THERAPEUTIC MASSAGE ASSOCIATION
- PO Box 29-219, Greenwoods Corner
  Auckland
- Tel.: +64 (9) 623 8269
- Fax: +64 (9) 623 8260
- email: info@nzatmp.org.nz
- www.nzatmp.org.nz

## SUDÁFRICA

MASSAGE THERAPY ASSOCIATION
- PO Box 53320
  Kenilworth 7745
  Cape Town
- Tel.: +27 (21) 671 5313
- email: swilliams@ntasa.co.za

# ÍNDICE

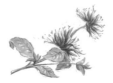

# BIBLIOGRAFÍA Y LECTURAS RECOMENDADAS

Smith, K. (1999) *Massage The Healing Power of Touch.* Londres: Duncan Baird Publishers.

Mitchell, S. (1997) *The Complete Illustrated Guide to Massage.* Shaftesbury: Element Books Limited.

Malik, S. (1996) *Massage for Health and Healing.* Nueva Delhi: Abhinav Publications.

Maxwell-Hudson, C. (1988) *The Complete Book of Massage.* Londres: Dorling Kindersley.

Johari, H. (1996) *Ayurvedic Massage – Traditional Indian Techniques for Balancing Body and Mind.* Healing Arts Press.

Swami Sada Shiva Tirtha. *The Ayurveda Encyclopedia.* AHD Press.

Rand, W. (1991) *Reiki, The Healing Touch.* Southfield: Vision Publications.

Dougans, I. (1996) *The Complete Illustrated Guide to Reflexology.* Londres: Element Books.

Gillanders, A. *The Essential Guide to Foot and Hand Reflexology.* Londres: Gaia Books.

Ranger, H. (2001) *Everybody's Aromatherapy - a comprehensive guide for all ages.* Cape Town: Tafelberg.

Marieb, E. (1995) *Anatomy and Physiology.* Redwood City: The Benjamin/Cummings Publishing Company Inc.

Denise Whichello Brown. *Masaje sensual.* Edimat Libros

Denise Whichello Brown. *Masaje terapéutico.* Edimat Libros.

Denise Whichello Brown. Reflexología. Edimat Libros.

Denise Whichello Brown. Reflexología en las manos. Edimat Libros.

# CRÉDITOS FOTOGRÁFICOS

Todas las fotografías son de Neil Hermann, a excepción de las que han proporcionado los siguientes fotógrafos y/o agencias (el copyright corresponde a estas personas y/o sus agencias):

Guardas ........Photo Access/Justin Pumfrey

1 ....................Photo Access/Justin Pumfrey

2-3 ................Gallo Images/Christopher Thomas

4-5 ................Photo Access

8-9 ................Hutchison Library

10-11 ............British Library

12 ..................Fotozone

13 ..................Werner Foreman Archive

14 ..................Hulton Getty/Gallo Images

15 ..................Image Bank

18 ..................Photonica/Elke Hesser

24 ..................Gallo Images

88-89 ..........Gallo Images

90 ..................Photo Access

91 ..................Susan Crawshaw

92-93 ..........Travel Ink/Colin Marshall

# RECONOCIMIENTOS

Modelos: Tasmin, Charine, Dave Horne, Amelia, Lucy, Eleanor.

Maquillaje: Robyn Nissen. Estilista: Sasha Lee Walton.

El vestuario es cortesía de Claudine de Namaste Yoga y Exercise Wear.